飲食關鍵決定健康

紀康寶◎主編
宋愛莉◎主審

高寶書版集團

生活 ➕ 醫館 生活醫館 057

飲食關鍵決定健康

主　　編：紀康寶
主　　審：宋愛莉
編　　輯：胡蘊慈
出 版 者：英屬維京群島商高寶國際有限公司台灣分公司
　　　　　Global Group Holdings, Ltd.
地　　址：台北市內湖區洲子街88號3樓
網　　址：gobooks.com.tw
電　　話：（02）27992788
E-mail：readers@gobooks.com.tw（讀者服務部）
　　　　　pr@gobooks.com.tw　（公關諮詢部）
電　　傳：出版部（02）27990909　　行銷部（02）27993088
郵政劃撥：19394552
戶　　名：英屬維京群島商高寶國際有限公司台灣分公司
發　　行：希代多媒體書版股份有限公司發行/Printed in Taiwan
初版日期：2010年4月

國家圖書館出版品預行編目資料

飲食關鍵決定健康/ 紀康寶主編. -- 初版. -- 臺北市：
　高寶國際出版：希代多媒體發行，2010.4
　　面　；　公分. --（生活醫館；57）
　ISBN 978-986-185-442-7（平裝）

　1.健康飲食

411.3　　　　　　　　　　　　　　　　　　99004140

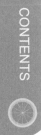

第 2 章　廚房裡的養生美味細節

第五章　疾病防範與用藥

第 6 章　不同族群的健康養生小祕訣

1

聰明飲食，小營養吃出大健康

廚房裡的養生美味細節

健康進補的飲食關鍵

四季養生飲食法

疾病防範與用藥

不同族群的健康養生小祕訣

1 十個健康關鍵字

　　合理的飲食是健康的第一基石。根據國外營養學會及《美國健康飲食指南》的建議，結合國情可以將合理的飲食習慣歸納為十個字：即一二三四五，紅黃綠白黑。

　　一：指每日喝一瓶牛奶（或優酪乳），內含二百五十毫克的鈣質，可以有效改善國人鈣質攝取量普遍偏低的情況。

　　二：指每日攝取碳水化合物二百五十～三百五十克，相當於主食六～八兩，各人可依具體情況斟酌增減。

　　三：指每日進食三份高蛋白食物，每份包含：瘦肉一兩，或雞蛋一個，或豆腐二兩，或雞鴨二兩，或魚蝦二兩。

　　四：指四句話：有粗有細（粗、細糧搭配）；不甜不鹹；三四五頓（即少量多餐，有利於預防糖尿病、高脂血症）；七八分飽。

　　五：指每日攝取五百克蔬菜及水果，加上適量的烹調油及調味品。

　　紅：指每日可飲少量紅葡萄酒五十～一百 CC，以增加高密度脂蛋白及發揮活血化瘀的作用，預防動脈粥狀硬

化。

黃：指多吃黃色蔬菜，如紅蘿蔔、紫色山藥、南瓜、番茄等，其中含有豐富的胡蘿蔔素，對兒童及成人均有提高免疫力的功效。

綠：指綠茶及深綠色蔬菜。飲料以茶最好，茶以綠茶為佳。研究顯示，綠茶有明確的抗腫瘤、抗感染作用，又能調適身心，陶冶性情。深綠色蔬菜的作用就毋須多說了，含有人體所須豐富的維生素和礦物質。

白：指燕麥粉或燕麥片。據研究證實，每日進食五十克燕麥片，可使血膽固醇平均下降三十九毫克，三酸甘油酯下降七十九毫克，對糖尿病患者更有顯著療效。

黑：指黑木耳。每日食黑木耳五～十五克，能顯著降低血黏度與血膽固醇，有助於預防血栓形成。

健康小提醒

均衡的飲食結構雖無固定模式，但宜參照上述內容，以助制訂健康食譜。

2 如何把剩飯做成「營養飯」

通常，剩飯的處理方法就是加熱了再吃，或者做成稀飯、炒飯等。不過，許多人不知道剩飯重複加熱後會使

其中的維生素愈來愈少。因此，家裡有了剩飯，要盡快吃掉。

如果家裡經常有剩飯，如何才能將剩飯做得好吃又有營養呢？試試下面的方法吧：

＊和五穀雜糧或豆類食物一起煮成粥

先把五穀雜糧或豆類食物煮軟，然後加入剩飯一起繼續煮成粥，就是美味營養的豆粥或雜糧粥。還可以添加山藥、黑芝麻、銀耳等一些含營養成分較多的食材，吃起來美味營養會更加分。

＊放入熟的菜餚做成拌飯

最簡單的做法是直接在剩飯中放入熟的菜餚，拌勻之後微波加熱即可，毋須放過多的油。豐富一點的做法是拌入一些熟的綠色蔬菜，或是加入炒熟的紅蘿蔔絲、青椒絲和香菇絲等，再加上一個荷包蛋即是一道美味的什錦拌飯。

剩飯雖然可以做成味道鮮美的營養飯，但也不宜經常食用。長期食用這種重新加熱的剩飯，容易發生消化不良，甚至導致胃

病。所以，消化功
能減退的老年人、
嬰幼兒或體弱多病
者，以及患有胃腸
疾病的人，最好別
吃或少吃重新加熱
的隔夜飯。

健康小提醒

剩飯以不隔餐為宜，最好下一餐吃完，別放過夜。同時，剩飯加熱的次數最好不要超過一次，切忌反覆加熱。如果不慎吃了被細菌污染的剩飯，甚至會引起食物中毒。不管是外面的餐廳或是家裡，處理剩飯時一定要徹底加熱，擱置太久的食物應堅決丟棄。

3 能生吃的蔬菜就盡量別熟食

「自然生食療法」的專家們認為，食物生吃營養價值更高，且更易讓人體吸收。這是因為很多營養比較平衡和全面的食物，經過炒、燒、煮、燉、炸、蒸等烹調之後，會流失許多營養成分以至於失去了真正的價值，使其不利於人體獲得均衡的營養，並可能導致一些營養缺乏性疾病。

對於蔬菜而言，不論是炒、燒、煮，還是燉、炸、蒸等，都會使其中的維生素、礦物質、纖維素、β-胡蘿蔔素等營養成分因高溫而遭到不同程度的損害，有的甚至被破壞殆盡。

　　此外，蔬菜中含有一種免疫物質——干擾素誘生劑。它作用於人體細胞的干擾素基因，可產生干擾素，具有抑制人體細胞癌變和抵抗病毒感染的作用。但是這種「干擾素誘生劑」不能耐高溫，只有生吃蔬菜時才能發揮其作用。

　　因此，近年來營養學家一再建議，只要條件允許，能生吃的食物盡可能生吃。有些蔬菜生吃時，若能加上佐料，如醋、蒜、薑末等，既保證了營養，吃起來也清爽可口。

　　當然前提是要注意食物衛生。一般市場購買的蔬菜，表面都殘留有農藥、細菌和寄生蟲卵，所以即使可以生吃的蔬菜，在生吃時也要注意食用時的安全問題。最好選擇無汙染的綠色蔬菜或有機蔬菜，在無土栽培條件下生產的蔬菜，可放心生吃。再來就是蔬菜生吃一定要徹底洗淨，應用冷開水沖洗後再食用，也可在吃蔬菜之前，用稀鹽水浸泡三十分鐘，可以最大限度地減少農藥殘留。

健康小提醒

長期堅持每天細嚼慢嚥生紅蘿蔔一小段，可以發揮抗癌的奇效。菠菜中的葉酸有助於造血功能的恢復，涼拌菠菜適宜血液病患者食用。不過番茄是個例外，在後面我們會講到。

4 吃飯不要「趁熱吃」

許多人吃飯喜歡「趁熱吃」，不管是滾燙的米粥、熱湯，還是剛起鍋的油炸物，他們都能咀嚼自如，毫無懼色，其實吃燙食的習慣很不好。

燙食易使口腔黏膜充血。食道最裡面的一層是黏膜上皮層，又薄又軟，直接和食物接觸，最容易受到各種食物的刺激。粗糙、過燙的食物在通過食道時會損壞它，使其發生破損、潰爛、出血。如果不斷的刺激黏膜上皮，黏膜在反覆的增生中，就會出現一些「變異」的細胞，這種不正常的細胞多了，勢必會向不好的方向發展，逐漸形成癌細胞，直接誘發食道癌。

經常吃過燙的食物，時間久了還會破壞味蕾，影響味覺神經，造成食慾減退，使口味愈來愈重。同時，高溫燙食對牙齦和牙齒都有害處，會造成牙齦潰爛和過敏性牙痛。

健康小提醒

人的口腔、食道和胃黏膜一般只能耐受五十～六十度 C 的溫度，太燙的食物會損傷黏膜，導致急性食道炎和急性胃炎。所以，太燙的食物，最好稍微放涼後再吃。

5 晚餐這樣吃更健康

＊晚餐不要吃得太豐盛

　　很多人都習慣早餐不吃、午餐隨便吃、晚餐則吃得很豐盛，常常大魚大肉擺滿餐桌，這些多是高蛋白、高脂肪、高熱量的食物，加上運動量不足，很容易對身體造成傷害。一些慢性病如高血壓、糖尿病、心血管疾病、肝膽疾病在近十年來呈現不斷攀升的趨勢，這與晚餐進食不當有必然的關連。由於晚餐之後不到幾個小時就是睡眠時間，應該吃得簡單清淡些，讓胃腸可以好好的休息。

＊晚餐時間勿超過晚上八點

　　晚餐的最佳時間在晚上六點左右，每天的進餐時間盡量不要超過晚上八點。晚餐後不要過早就寢，這樣可使晚上吃的食物充分消化。

＊晚餐不可亂吃喝

　　晚餐亂吃可引發許多身體不適，如晚上亂吃水果、甜點、油炸食物等。晚餐盡量不要喝酒，因為過多的酒精在

夜間會阻礙新陳代謝，酒精還會對胃產生刺激作用，進而導致睡眠品質不好。此外，晚餐食用過多高鈣食物（如海鮮、帶骨小魚等）容易引發尿道結石。

＊用腦過多的人晚餐要吃好

長期高強度用腦的人，會因工作勞累過度而造成營養失衡。用腦過多的人晚餐一定要吃好，如補充含有膽鹼的食物可以增強記憶力。除了動物肝臟，膽鹼在蛋黃中的含量也很高，一百克雞蛋約含二百五十～三百三十毫克膽鹼。其次為乳製品，其膽鹼含量也比較高。花生和馬鈴薯中也含有膽鹼。

健康小提醒

晚餐要多吃富含膳食纖維和碳水化合物的食物。晚餐應有兩種以上的蔬菜，如再添加一道涼拌蔬菜，既可以增加維生素又能提供膳食纖維。

6 消夜吃得清淡些比較好

想擁有健康的身體，最好的方法是不吃消夜或少吃消夜。但如果晚上確實需要補充營養，最好選擇些清淡、鬆軟、易消化的食物，如餛飩、粥、麵條、濃湯等，或者喝

杯牛奶，吃個水果都比較適合。

有相關資料顯示，消夜吃得過多，或者消夜中油炸食物及肉類等蛋白質、膽固醇含量高的食物過多，會引起消化不良、胃腸功能紊亂等症狀。

據科學研究報告，消夜吃大量的肉、蛋等高蛋白食物，會使尿中的鈣含量增加，一方面降低了體內的鈣儲存量，易誘發兒童佝僂症、青少年近視和中老年骨質疏鬆症；另一方面，尿中鈣濃度高，罹患尿路結石的可能性就會大大提高。

此外，如果消夜中含有大量的脂肪、蛋白質和碳水化合物，由於夜間活動量少，會使脂肪的合成變得更加容易。這些脂肪堆積在腹部和皮下，就會造成肥胖。

因此，吃消夜並不像我們想像的那麼簡單，隨便吃很可能危害健康。提醒大家在滿足口腹之欲時，還要關注一下自己的健康。

健康小提醒

有些食物是不宜作為消夜的。如油炸、燒烤、煎製食物，它們會給胃黏膜造成不良影響。

7 切好的水果不宜買

現代家庭人口比較少，有時買一個西瓜需要多次才能吃完。針對這個需求，超市提供了預先切好的水果，以便家裡人口簡單的消費者購買。

雖然這樣很方便，但預先切開的水果容易流失營養及受細菌污染。

＊切開的水果易流失維生素 C

水果是維生素 C 的主要來源，維生素 C 容易在空氣中氧化，高溫及陽光都會使其流失，而預先去皮、切開的鮮果，營養成分當然會減少。

＊切開的水果易受細菌污染

切開的水果在室溫下存放太久，細菌便會滋生。因為水果外皮容易受污染物、化學物品、動物排泄物或 等污染。假如新鮮水果沒有徹底清洗乾

> **健康小提醒**
>
> 在購買水果時，要盡量買未切開的水果。如果一定要購買預先切開包裝好的水果，應留意包裝是否完整，是否妥善的冷藏，以及有無過期。另外，買回家後應盡早吃完或放入冰箱儲存。

淨，水果外皮便可能會有沙門氏菌類。而用刀具切開沒有清洗的新鮮水果時，受污染的水果外皮的細菌會經刀具污染果肉部分。

8 吃蘋果細嚼慢嚥有利殺菌

蘋果富含多種營養成分，如醣類、蛋白質、鈣、磷、鐵、菸鹼酸、纖維素等營養成分。蘋果中的纖維、果膠、抗氧化物等還能降低體內壞膽固醇，並提高好膽固醇含量。

蘋果不僅營養價值高，而且吃蘋果時如果注意細嚼慢嚥，可有利於消化，更重要的是能保持口腔衛生。

研究發現，慢慢的吃蘋果，對人體的健康有好處。在嘴裡嚼十分鐘蘋果可以把口腔內百分之九十的細菌都殺死，能發揮很好的牙齒保健作用。一個蘋果能夠花上十五分鐘才吃完，則蘋果中的有機酸和果酸就可以把口腔中的細菌全部殺死。

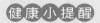

健康小提醒

每天吃一個蘋果會使人更聰明，不容易得心臟病，還可以降低血壓。空腹吃蘋果則可以起到減肥養顏的作用。

9 吃出來的癌症

　　食物和飲食習慣與人體許多癌症的發生及發展有著密切的關係。據有關資料顯示，約有三分之一的癌症與飲食有關。因此，主動控制飲食成分和改變飲食習慣，在抗癌中有著至關重要的作用。那麼，哪些食物成分和飲食習慣可能誘發癌症呢？

＊動物脂肪

　　若攝食過多的動物脂肪，可誘發大腸癌與和生殖器有關的癌症。因此應少吃肥肉和動物油脂，多吃富含不飽和脂肪酸的魚類和植物油。

＊黃麴毒素

　　黃麴毒素是由穀物類、花生等發霉時長出的黃麴黴菌產生的，是一種很強的致癌物質，常可導致胃癌、肝癌及食道癌的發生。因而要特別注意穀物類的儲存和保管，防止發霉。當穀物類的胚芽處變綠時，就絕對不能吃了。

＊亞硝酸鹽

　　動物實驗證實，亞硝酸鹽可誘發食道癌和胃癌。亞硝酸鹽存在於醃製的食物中，如鹹菜、鹹肉、火腿、酸菜等，尤其是這類醃製食物發霉、變質時，亞硝酸鹽將成倍的增加。所以，食用醃製食物的習慣要逐步改變，絕對不要吃變質腐敗的醃製品。

＊苯比林（benzopyrene）

　　苯比林是一類具有明顯致癌作用的物質。經過多次使用的高溫植物油、燒焦的食物、油炸過度的食物都會產生苯比林，因此，經多次高溫使用的植物油炸出來的油炸食物都不能吃。

健康小提醒

細胞癌變的過程，除了上述致癌因素的作用外，還受到如生活環境的改變、身體免疫能力的強弱、營養物質的增減、精神創傷等因素的干擾，並受其他致癌因素如吸菸、某些疾病的惡性病變或癌前病變等的影響。因此，有的細胞發展為癌細胞，有的則可停止或逆轉為正常細胞，這就是在同樣飲食的情況下，有的人得了癌症，有的人則健康無恙的道理所在。

10 慢慢咀嚼好處多

咀嚼是維持我們身體健康的關鍵，它所產生的刺激能使腦進化。而現代食物加工愈來愈細，一口食物最多咀嚼七、八次，少則四、五次，就嚥了下去。慢慢咀嚼會給身體帶來什麼好處呢？

＊可以降低致癌物質的毒性

咀嚼時分泌的唾液能降低亞硝酸鹽對細胞的攻擊，對於化學合成劑、防腐劑等食品添加劑帶來的危害，也有明顯的解除作用。唾液還能中和、消除食物中的致癌物質。

＊可以減輕腸胃負擔

慢食能使食物與唾液充分結合，唾液有幫助和促進食物消化的功能，而且多次咀嚼能把食物磨碎，讓胃腸可以在一個輕鬆的環境裡工作。

＊能使頭腦變得聰明

慢食對鍛鍊臉部肌肉很有幫助，同時，還可以刺激大腦。血液源源不斷地輸往腦部，腦細胞間資訊往來頻繁，

由於刺激作用，腦部的荷爾蒙分泌增多，大腦的思維能力和工作效率會顯著提高。

＊可以預防齲齒

進食時口腔呈酸性，這種環境很適合齲齒菌滋生，慢食可以促進牙齒表面和牙齦的食物殘渣得到消除。同時慢食還可以加快牙齦的血液循環，減少牙齦炎的發生。

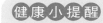

健康小提醒

慢慢咀嚼就是讓食物在嘴裡咀嚼至少二十次以上，三十以上次則更為理想。

11 什麼時候喝湯最健康

湯該在什麼時候喝最健康呢？

飯後喝湯是一種有損健康的吃法。飯後喝湯會沖淡食物消化所需要的胃酸，妨礙正常的消化。

飯前喝湯比較合乎養生原則，因為飯前喝湯可以先將口腔、食道潤滑一下，可以防止乾硬食物刺激消化道黏膜，有利於食物稀釋和攪拌，促進消化、吸收。

歐美國家的人進餐，湯總是首先端上來的，而且量不太多，一小碗而已。其實這是很合乎養生原則的。我們也

有「飯前喝湯，苗條又健康；飯後喝湯，愈喝愈胖」的俗語。由此可見，飯前喝湯是有一定道理的。

有研究顯示：在餐前喝一碗湯，可以讓人少吸收一百～一百九十大卡的熱量。最重要的是，飯前喝湯既可在餐前用來暖胃，又可讓餓壞了的肚子不至於因狼吞虎嚥而一下子吃得太多、太急。

同時，美國的專家還指出，慢慢喝湯會給食物充足的消化吸收時間，感覺到飽的時候，就是吃得恰到好處時；而快速喝湯，等你意識到飽了的時候，可能攝取的食物已經超過了所需要的量。

> **健康小提醒**
>
> 午餐時喝湯吸收的熱量最少，因此，為了防止變胖，不妨選擇中午喝湯。而晚餐則不宜喝太多的湯，否則快速吸收的營養堆積在體內，很容易導致體重增加。

12 飯後吃什麼零食最好

很多人都知道，吃零食對身體不好，如多吃洋芋片容易導致肥胖；爆米花含有比較多的鉛，會影響兒童的智力和體格發育，損害成年人的神經功能；餅乾屬於高脂肪、高熱量食物，多吃不利於營養均衡；還有許多零食是含大

量色素、香精、防腐劑、人工甘味劑、塑型劑等食品添加物，常吃不利於身體健康。

　　所以，許多人都認為吃零食的習慣不好，應該少吃或盡量不吃。不過，也不是所有的零食都不能吃。專家提醒，有些零食對人體是非常有益的，尤其可以在飯後適當補充一些，更能幫助身體健康。

＊花生

　　花生中富含維生素 B2，多吃些花生，有助於防治口脣乾裂、眼睛發紅發癢、脂漏性皮膚炎等多種疾病。

＊核桃

　　核桃中含有豐富的生長激素，能使指甲堅固不易裂開，核桃中還富含優質蛋白，能促進指甲和頭髮的生長，同時促進腦部的發育。

＊乳酪

　　乳酪是鈣質的豐富來源，足夠的鈣質可使牙齒堅固。營養學家透過研究表示，一個成年人每天吃一百五十克的乳酪，有助於達到維持牙齒不易老化的功效。

＊葵花子

葵花子含有蛋白質、脂肪、多種維生素和礦物質，其中亞麻油酸的含量尤為豐富。亞麻油酸有助於保持皮膚細嫩，防止皮膚乾燥和生成色斑。

＊無花果

無花果中含有一種類似阿斯匹靈的化學物質，可稀釋血液，促進血液的流動，從而使大腦供血量充足。

＊牛奶糖

牛奶糖含糖、鈣，適當的食用能補充大腦能量，令人神清氣爽，皮膚潤澤。

> **健康小提醒**
>
> 日常生活中，有些零食不宜多吃，尤其在飯後更不能多吃。不宜吃的零食有洋芋片、爆米花、糖果、豆乾、蜜餞、果凍、口香糖、膨化食品等。

13 這四類人可以吃點點心

正常情況下，我們可以透過一日三餐來滿足生理對營

養的需要，但一些特殊族群就必須額外補充一些點心，才能維持身體機能。

＊老年人

進入老年以後，消化系統功能減退，如胃液分泌減少及消化道的各種消化酶分泌減退，導致消化和吸收功能在一定程度上較從前降低。如果每餐吃七分或八分飽，在兩餐之間感到餓了，就可以吃一點易消化、富於營養的點心，如餅乾等能提供熱量的加工食物，或是多吃一些如水煮蛋、牛肉乾、牛奶等蛋白質營養豐富的食物。

＊青少年

此階段的孩子正處於長知識、長體格的關鍵時期。青少年從點心中獲得的熱量達到總熱量的百分之二十，獲得的維生素、礦物質、鐵質分別占總攝食量的百分之十五、百分之二十、百分之十五。吃點心時由於細嚼慢嚥，可以促進唾液分泌，有利於幫助消化。適當吃些點心，特別是咀嚼堅果類食物對牙齒是一種鍛鍊。如果在上午十點左右吃一點點心，不僅使學生的學習效果增強，身體的發育也會有所提高。

＊懷孕婦女

孕婦由於特殊情況，營養需求量高於一般同齡的人。但是，由於懷孕後期胎兒增大壓迫消化系統，進食後飽脹感較重，以至於影響食量。此外，準媽媽在懷孕初期往往胃口不好，吃不下太多的東西，這時就要用水果和堅果來補充母體需要的維生素和營養。

＊糖尿病病人

將一日三餐的食量分為六餐或七餐來吃，即可解決糖尿病病人血糖持續升高的問題。糖尿病患者應選擇低升糖指數、低脂肪及高纖維的健康小點心。另外，也可以把一些水果當作零食，如楊桃、水蜜桃、火龍果、番茄、黃瓜和柚子等對血糖變化影響不大的蔬果，但盡可能不要吃香蕉、蜜餞、桂圓等可導致血糖迅速升高的食物。

> **健康小提醒**
>
> 「點心」只能作為正餐的補充。若過多進食「點心」而疏忽「正餐」，或以零食取代常規正餐，往往是誘發氣喘的一個重要因素。

14　顏色不同，番茄的營養比例也不同

　　番茄含有很多對人體有益的維生素，多吃番茄有益於人體健康。不過現在的番茄的品種很多，不同顏色的番茄所含維生素的比例也不同。我們如何根據不同顏色來判斷番茄的不同保健功效呢？

　　深紅色的番茄，富含茄紅素，對預防癌症很有好處；橙色的茄含茄紅素少些，但胡蘿蔔素含量高一些；粉紅色的番茄含有少量茄紅素和胡蘿蔔素；淺黃色的番茄不含有茄紅素，只含少量的胡蘿蔔素。

　　所以，如果要補充茄紅素、β-胡蘿蔔素等抗氧化成分，則應當選顏色深紅或是橙色的番茄，而不是粉紅色或淺黃色的。

健康小提醒

如果是為了滿足維生素 C 的需求，則各種番茄都可以，關鍵是選新鮮、當季、風味濃厚的產品。

15 餐後吃水果，不可一概而論

＊葡萄柚要在早餐後吃

葡萄柚是對孕婦最有幫助的水果，葡萄柚的果肉含有天然葉酸，不但對妊娠早期非常重要，在整個懷孕期也同樣不可少。而且葡萄柚含有豐富的果膠成分，可降低低密度脂蛋白膽固醇的含量，減輕動脈血管壁的損傷，維護血管功能，預防心臟病。但由於其酸性物質含量較多，因此最好在飯後食用，尤其是早飯後，可以迅速使大腦清醒。

＊香蕉、櫻桃要在飯前吃

香蕉含鉀量很高，對心臟和肌肉的功能有益，同時香蕉可以輔助治療便祕、小兒腹瀉等，適合餐前食用。櫻桃含有大量維生素 C，有「天然的維生素 C」之美稱，在飯前食用比較好，但是胃痛腹脹、消化不良的人要忌食。

＊鳳梨要在飯後吃

如果空腹吃鳳梨，鳳梨中的蛋白分解酶會傷害胃壁，有少數人還會引起過敏反應。因此宜在飯後一小時食用，

還能起幫助消化的作用。

＊飯後吃梨子最好

　　古人稱梨子為「果宗」，即「百果之宗」。因其鮮嫩多汁，酸甜適口，所以梨又有「天然礦泉水」之稱。梨子中所含的膳食纖維，能幫助預防便祕及消化性疾病，可淨化腎臟，清潔腸道。飯後吃一個梨子，有利於排出積存在人體內的致癌物質，而加熱後的梨汁，所含的抗癌物質更多。因此，在吃煎烤食物和速食食物後吃個梨，不失為一種值得推薦的健康飲食方式。

　　中醫認為，秋季若能每日固定吃一個梨，不僅對治療秋燥具有獨特功效，還能清熱、安神，對高血壓、失眠多夢有一定輔助治療的作用。

> **健康小提醒**
>
> 梨性寒涼，一次不要吃得過多，否則易傷脾胃、助陰溼。此外，風寒咳嗽、脘腹冷痛、脾虛、大便稀薄者應慎食。脾胃虛寒者、發熱的人不宜吃生梨，可把梨切塊煮水食用。

16　深色蔬菜易引發光過敏

　　皮膚科醫生有這樣的提醒，蔬菜雖然營養豐富，但

有些人吃了可能會過敏。這是因為，有些蔬菜食用後可能會促進皮膚對光的敏感性，到太陽下一曬，暴露在外的皮膚，就會出現紅斑、紅疹。對於那些容易得光敏性皮膚病的人來說，平時經常吃的蔬菜都有可能引起過敏，而野菜引起過敏的可能性更大。

在蔬菜和野菜中，紫雲英、莧菜、薺菜、油菜、菠菜、萵苣、馬蘭頭等，都可能引起光敏性皮膚病，而且顏色愈深引起過敏的可能性就愈大。

> **健康小提醒**
>
> 因此，平時就容易過敏的人最好吃白菜、高麗菜等顏色比較淺的蔬菜，尤其是在過敏性疾病多發的春季更應注意。

17 何謂「粗茶淡飯」

人們常說「粗茶淡飯，延年益壽」，那麼粗茶淡飯到底是什麼？營養學家研究發現，這並非大多數人所指的各種粗糧和素食。正確的解釋應是以植物性食物為主，注意穀物和豆類混食、米、麵混食，並輔以各種動物性食物，常喝粗茶。

「粗茶」是指較粗老的茶葉，與新茶相對。儘管粗

茶又苦又澀，但含有的茶多酚、茶丹寧等物質，卻對身體很有益處。因為，茶多酚是一種天然抗氧化劑，能抑制自由基對人體的傷害，有抗衰老作用。它還能阻斷亞硝胺等致癌物對身體的損害。茶丹寧則能降低血脂，防止血管硬化，保持血管暢通，維護心腦血管的正常功能。茶多醣能緩解和減輕糖尿病症狀，具有降血脂、降血壓等作用。因此從健康角度來看，粗茶更適合老年人飲用。

　　很多人把「淡飯」和粗糧、素食畫上等號。其實，「淡飯」是指富含蛋白質的天然食物。它既包括豐富的穀類食物和蔬菜，也包括脂肪含量低的雞肉、鴨肉、魚肉、牛肉等。

　　「淡飯」還有另外一層含義，就是飲食不能太鹹。醫學研究顯示，飲食過鹹容易引發骨質疏鬆症、高血壓，長期飲食過鹹還會導致中風和心臟病。

健康小提醒

茶葉並不是愈新鮮愈好，應放置一段時間，等茶中的多酚類等物質自動氧化、對腸胃的刺激降低以後方可沖泡飲用。

18 吃飽喝足也是大忌

　　有些人用餐時總講究吃飽喝足，認為這樣才能攝取足夠的營養，維護身體的健康。殊不知，這樣做反而造成了熱量過剩，因熱量攝入太多而誤了自己的健康。

　　中國古代不乏「節食」的論述。孔子主張「食勿求飽」；《管子》也記載：「飲食節，則身利而壽命益；飲食不節，則形累而壽命損。」可見，古人很早就發現節制飲食可以抗衰老、延壽命，經常飽食會使人早衰，對人體有害。

　　科學研究證明，過多地攝入食物，會加重胃腸負擔，引起胃腸功能紊亂，使胃腸蠕動較慢，導致人體消化不良。再加上血液和氧氣過多地集中在腸胃，心臟與大腦等重要器官血液相應減少，甚至缺血，人體便會感到疲憊不堪，昏昏欲睡。長此下去，會出現記憶力下降，誘發糖尿病、膽結石、膽囊炎，甚至還會引發心絞痛。攝入過量食物，可使體內的脂肪過剩、血脂增高，導致動脈粥狀硬化。

　　研究發現，中年人飽食還會引起老人失智症。據調查，患老人失智症者中年時往往食慾旺盛，一到五十歲便

「發福」了。醫學研究發現，一種叫做纖維芽胞生長因子的物質，是促進腦動脈硬化的原因之一。這種物質餐後在腦中的含量要比餐前增加數萬倍。如果長期飽食，它就會在大腦中聚積，使腦動脈發生硬化，引發老人失智症等疾病。

> ### 健康小提醒
>
> 現代醫學認為，限制飲食可以延長壽命，即每餐吃八分飽。當控制食量、限制熱量的攝取時，一方面使自由基的生成減少，另一方面可以保護人體內抗氧化酶的活力及維持抗氧化酶的水準，從而使自由基得到及時清除，達到抗衰老的目的。

19　喝完牛奶後最好再喝一點水

很多人喝完牛奶後，常會覺得喉嚨不舒服，偶爾還會出現聲音沙啞的情況。其實，這是因為喝完牛奶後忽略了一道步驟——喝一小杯水。

為什麼喝完牛奶後須再喝一小杯水呢？原來乳製品中含有一種酶，它會讓喉嚨黏膜變得乾燥，導致喉嚨產生不適感；再者，乾燥的口腔還為細菌提供了生存環境，細菌會分解乳製品中的蛋白，產生含有硫化物臭味的氣體，導致口氣不佳。若喝完牛奶後沒有喝點水，細菌還會破壞口

腔內的酸鹼平衡，生成牙菌斑，導致蛀牙、牙齦炎等一系列口腔問題，尤其對喜歡睡前喝牛奶的人，造成的危害更大。

因此建議大家：乳製品要一口氣喝完，不宜一口一口慢慢喝，而且在喝完牛奶後，應馬上喝點溫開水，最佳水溫為二十～四十五度C。清水不但可以清除口腔內殘餘的牛奶，還能沖掉附著在喉嚨上的牛奶，起清潔口腔、保護牙齒的作用。不過，要注意的是，喝水不宜過多，否則會沖淡胃液的濃度，影響牛奶的消化吸收。

健康小提醒

不要空腹喝牛奶，空腹飲用牛奶時營養成分將得不到很好的吸收；喝牛奶最好與一些澱粉類的食物，如饅頭、麵包、豆類等一起食用；不要與藥同服，牛奶中的鈣、磷、鐵容易和藥中的有機物發生反應，使牛奶和藥物的有效成分受到破壞；牛奶不要高溫久煮，牛奶加熱時，其蛋白質微粒會發生變化，加熱至一百度C時，牛奶中的乳糖會焦化。

20 醃糖蒜分季節

醃漬糖蒜是一種很有風味的特色小菜，因其香甜脆爽，受到不少人的喜愛，尤其是吃涮羊肉時，它更是必不

可少的一道開胃小菜。但是應注意，醃糖蒜也要挑季節。

　　大蒜根據種植季節的不同，常見的有春蒜和秋蒜兩種，醃漬蒜頭時一般選擇秋蒜來醃製，不選春蒜。因為，春蒜外皮呈紫色，又稱紫皮蒜，蒜瓣少而大，辣味濃，蒜苔肥大產量高，但耐寒性差，故多在早春栽培，所以稱為春蒜，最適於生食或做調味用。

　　秋蒜又稱白皮蒜，其耐寒性強，多在秋季栽培，外皮為白色，辣味淡，它的這些特點決定了其最適於醃製。只有選秋蒜米醃製才能使其具有特色風味，酸甜中略帶辣味，可直接食用。若選用春蒜，不僅辣味重，還容易消除其他佐料的氣味。若用大蒜來去除異味物質，春蒜是最好的選擇，秋蒜則差。所以，春蒜一般不用來醃漬。

　　大蒜本來是辛熱的食物，吃多了容易上火，但用白醋和白糖浸泡出來的糖蒜，不僅蒜的辣味減輕，其辛熱之性也變得緩和了，因此，即使陰虛火旺的人，也可以吃一些。尤其在吃含脂肪較多的肉類食物時，吃點糖蒜不但可以去除油膩，還能促進人體的消化、吸收。

　　糖蒜的醃製非常簡單：將蒜去掉外皮，僅留下裡面的一層薄膜，洗淨後用淡鹽水泡上半天到一天，可有消毒的作用，能讓蒜比較好保存；把浸在鹽水中的蒜撈出，一邊瀝乾水分，一邊放入陶罐或玻璃瓶裡，再加上細白糖和白

醋，一般來說，五百克蒜大約需要七百五十克白糖，醋的用量則根據自己的口味添加；最後，加上適量的冷開水，以淹沒蒜瓣為宜，不用攪拌，讓糖慢慢溶化，將容器蓋上蓋子密封，兩週到一個月左右就可以用食用了。

燒魚時一般會用糖、醋和料酒調醬汁，如果把糖和醋直接換成糖蒜汁，還會有另外一番味道呢。

健康小提醒

嬰幼兒感冒後往往會有久咳的毛病，用糖蒜水治療，一是取材方便，二是療效好，多在三天內收效或治癒。方法是：取六瓣蒜瓣去皮，用刀拍碎，放入碗中加入十克冰糖，五十克水，放在鍋內蒸熟，每晚睡前服下，連續食用三天。

21 適合肥胖的人吃的肉類

一般來講，肥胖的人，食慾都較好，也喜食肉類。因此，形成了既想吃肉又怕吃肉的矛盾心理，擔心吃肉會使身體進一步發胖。其實肥胖人也是可以適當吃些肉類的。以下肉類較適合肥胖者食用：

＊牛肉

牛肉的營養價值非常高，也是適合肥胖的人食用的肉

類。每一百克牛肉含蛋白質二十克以上，牛肉蛋白質所含的必需氨基酸較多，而且含脂肪和膽固醇較低，因此，特別適合肥胖和高血壓、血管硬化、冠心病及糖尿病病人適量食用。

＊魚肉

一般肉類的脂肪多為飽和脂肪酸，而魚的脂肪卻含有多種不飽和脂肪酸，具有很好的降膽固醇作用。所以，肥胖的人吃魚肉較好，既能避免肥胖，又能防止動脈硬化和冠心病的發生。

＊雞肉

每一百克雞肉含蛋白質高達二十三 ・ 三克，脂肪含量只有一 ・ 二克，比其他肉類低得多。所以，適當吃些雞肉，不但有益於人體健康，也不會引起肥胖。

＊瘦豬肉

瘦豬肉含蛋白質較高，每一百克可高達二十九克，每一百克脂肪含量

健康小提醒

雖然如此，還是應當節制飲食，加強運動，控制體重，因為肥胖與很多疾病的發生有關。

為六克，但經煮燉後，脂肪含量還會降低，因此，也較適合肥胖的人食用。

22 吃涮羊肉最好別喝茶

很多人習慣涮羊肉時喝點茶，不少餐廳還特意配備了各式各樣的茗茶。但有研究指出：吃涮羊肉最好別喝茶。

中醫認為，羊肉是助元陽、補精血、療肺虛、益勞損之妙品，是一種良好的滋補強壯食物。吃羊肉對肺病，如肺結核、氣管炎、哮喘，以及產後氣血兩虛及一切虛寒症狀最為有益。

雖然時常吃一些羊肉對身體大有裨益，但在吃羊肉時喝茶，羊肉中豐富的蛋白質會和茶葉中的鞣酸結合，生成一種叫鞣酸蛋白質的物質。這種物質對腸道有一定的收斂作用，可使腸道的蠕動減弱，大便裡的水分減少，容易發生便祕。對已有便祕的人來說，邊吃羊肉邊喝茶，更是雪上加霜。

所以說，吃涮

健康小提醒

秋冬季節吃些涮羊肉、火鍋之類的等對人體有溫補作用，但是不要再喝湯，特別是高血脂、高血壓、糖尿病患者更應當注意，因為湯裡的油脂太多，對身體有害無益。

羊肉時不要喝茶，即便是吃完羊肉也不要立即喝茶。有飯後飲茶習慣的人，吃羊肉後一小時再飲茶為宜。

23 吃飯不要在桌子上墊報紙

很多人為了避免吃飯時的菜汁油漬弄髒桌子，習慣在桌子上墊幾張報紙，並且還會一邊吃飯一邊看報上的內容，事實上這對健康很不利。

有研究表明，吃飯時不要用報紙來墊桌子，更不要使印刷品直接接觸到食物，因為這樣很可能會導致油墨污染。報紙在印刷過程中使用的油墨通常含有乙醇、異丙醇、甲苯、二甲苯等有機溶劑，它們都含有劇毒性。即使這些有機溶劑乾燥後，絕大部分危害會消除，但殘留部分仍然會對人體形成潛在危險。如果長期吸入，可能影響到大腦的中樞神經，對健康造成極大危害。

報紙彩頁上油墨面積大、墨層厚，有機溶劑的殘留會更多。想墊桌子，可以選用專門

健康小提醒

用翻看過的舊報紙墊桌子，因為人的手上有數以萬計的細菌、病毒，而報紙使用的油墨黏附能力很強，病原體很容易留在報紙上。翻看報紙的人愈多，上面吸附的病原體微生物就愈多。

的廚房用紙。在吃飯時，不要讓手或餐具接觸到報紙，這樣可以避免把有毒的油墨吃進肚子。

24 吃掉你的「火氣」

人生氣的時候，會感到身體不舒適，胸悶腹脹，吃不下飯，睡不好覺，容易做惡夢。 中醫認為：「百病皆生於氣。」氣鬱化火，氣鬱生痰，還會引起高血壓、腦血管病變、大出血等疾病。因此，自古健身防病之道強調笑口常開，保持樂觀情緒，以利養生保健，以下介紹一些能順氣還能治療其他幾種疾病的食物。

＊蘿蔔：

白蘿蔔長於順氣健胃，對氣鬱上火生痰者有清熱消痰作用。但紅蘿蔔則沒有效果。

＊啤酒：

能順氣開胃，改變惱怒情緒，適量喝點對清新順氣有益處。

＊玫瑰花：

沏茶時放幾瓣玫瑰花有順氣功效，沒有喝茶習慣的人可以單獨泡玫瑰花茶喝，或者將香氣撲鼻的玫瑰花插在居室的花瓶裡，吸進花香也能順氣寧神。

＊蓮藕：

藕能通氣，還能健脾和胃，養心安神，亦屬順氣佳品。用水煮服或煮蓮藕稀飯療效最好。

＊山楂：

山楂擅長順氣止痛、化食消積，適宜氣裏食造成的胸腹脹滿疼痛，對於生氣導致的心跳過速、心律不整也有一定療效。生吃、熟吃、泡水，各種食用法皆有效。

健康小提醒

人生活於社會之中，常常會遇到惹人生氣之事。何必拿別人的錯誤懲罰自己呢？

25 吃酸性食物過量是百病之源

正常人血液的 pH 值在七 ・ 三五～七 ・ 四五之間，

屬鹼性體質，但這部分人只占總人口的百分之十左右，更多人的血液 pH 值在七‧三五以下，身體處於健康和疾病之間的亞健康狀態，醫學上稱為酸性體質，如不注意改善會發展為疾病 。世界著名醫學博士、日本專家筱原秀隆先生提出：人體的酸性化是百病之源，當酸素在體內愈來愈多，不斷堆積，量變引起質變，疾病就會產生。

＊酸性體質者易疲倦和腰酸腿痛

酸性體質的人很容易疲倦，老化加快。與鹼性體質者相比，酸性體質者常會感到身體疲倦、記憶力衰退、注意力不集中、腰酸腿痛，到醫院檢查又查不出什麼毛病，如不注意改善，就會繼續發展成疾病。

醫學證明，如果人體體質傾向酸性，人體細胞的作用就會變差，廢物就不易排出，腎臟、肝臟的負擔就會加大，新陳代謝緩慢，各種器官的功能減弱，容易得病。

＊癌症患者幾乎都是酸性體質

日本著名醫學博士柳澤文正曾做過一個實驗：找一百個癌症病患者抽血檢查，結果一百個癌症患者的血液都呈酸性，也就是酸性體質。

由於酸性過多而引起的疾病大致分為四類：

1. 強酸與鈣、鎂等鹼性礦物質結合為鹽類,即固體酸性物,從而導致骨質疏鬆症等疾病。
2. 強酸或酸性鹽堆積在關節或器官內引起相應炎症,導致動脈硬化、腎結石、關節炎、痛風等疾病。
3. 酸性廢棄物堆積,使附近的毛細血管被堵塞,血液循環不暢,導致血糖、尿糖升高和腎炎及各種癌症。
4. 胃腸道酸性過多可引起便祕、慢性腹瀉、胃潰瘍等。另外,酸性體質會影響孩子的智力。

＊酸性體質緣於食用過量高脂食物

　　酸性體質是人體大量攝入高脂肪、高蛋白、高熱量食物的結果。當酸性物質超過了人體自身的調節能力,或人體對酸鹼平衡的調節能力受到影響時,人體環境的平衡被打破,就產生了酸性體質。

＊酸性食物有哪些

　　含磷、氯、硫等元素多的食物一般為酸性食物,如麵粉、肉類、穀物、油脂、酒類、白糖等。

健康小提醒

需要指出的是,具有酸味的食物不一定是酸性食物。以橘子為例,它含有較為豐富的鉀,所以不是酸性食物,而是鹼性食物。

＊鹼性食物有哪些

含鉀、鈉、鈣、鎂等元素多的食物一般為鹼性食物，如水果、蔬菜、豆製品、乳製品、海帶、鹼性飲料等。

26 哪些人體質易「酸化」

健康的人血液是呈弱鹼性的，但由於受到體外環境污染、不正常的生活方式及不良飲食習慣的影響，也可使我們的體質逐漸轉為酸性。

如果人體的血液偏酸性，細胞功能就會減弱，人體的新陳代謝就會減慢，廢物不易排出，必然加重腎臟、肝臟的負擔。那麼，哪些人的身體容易「發酸」呢？

＊熬夜一族

凌晨一點還不睡覺，人體得不到休息，代謝產生的毒素就會增多，使體質酸性化。經常熬夜的人患慢性疾病的機率比抽菸或酗酒的人還要高。所以，每天盡量在晚上十二點以前睡覺，不要常熬夜，一星期以熬夜一次為限。熬夜時不要吃肉，盡量吃些蔬果及奶豆製品，這樣可以減

少體內酸性物質的產生，減輕疲勞，把熬夜的傷害減至最低。

＊消夜一族

吃消夜（晚上八點以後再進食）會讓人第二天感覺疲倦，肝臟也會受損。因為睡覺時，人體各器官處於休息狀態，食物容易停留在腸道裡發酵、變酸，產生傷害身體的酸性物質。

＊早餐「逃兵」

一日三餐中，早餐最重要，但許多人經常不吃早餐，整個上午空著肚子，完全靠消耗體內儲存的熱量物質供能，而「燃燒」自己的結果是體質變酸，長期如此將導致慢性病。

＊「精食」一族

刻意選擇很精緻的食物而少吃粗食，這類人的腸道老化得特別快，肝功能也差，而且常會便祕。因為精緻食物缺乏纖維素，會導致腸道功能變差，甚至萎縮，體內的廢物不能及時排出，使體質變酸，各種慢性病也就來了。

*自主「減酸」，走向健康

自主「減酸」可以從改善飲食習慣入手，簡單地說，就是透過多吃鹼性食物、少吃酸性食物來糾正體內酸性環境。海帶可以說是鹼性食物之王，多吃海帶對改變酸性體質很有幫助。酸性體質是大量攝入高脂肪、高蛋白、高熱量食物的結果，那麼要糾正酸性體質就要盡量少吃這類食物。但是，酸性食物中也含有人體需要的營養素，不能一概不吃，最好的方法是與鹼性食物搭配食用。常見的鹼性食物有：葡萄、茶葉、葡萄酒、海帶、藻類、蘿蔔、大豆、草莓、檸檬、菠菜等。

> **健康小提醒**
>
> 據統計，百分之八十五的痛風、高血壓、癌症、高脂血症患者，都是酸性體質。因此，醫學專家提出，人體酸性化是百病之源。

27 水果不能隨意吃

許多人覺得多吃水果可補充各種維生素，於是很多人不管三七二十一，常常買了水果回家就吃。但醫生卻告誡：不同體質的人應該根據自己身體的特性選擇適合的水

果。

隨意亂吃水果會對身體造成不良影響。如很多人愛把水果放在冰箱裡冰過再吃，雖然冰鎮過的水果口感好，但是太涼的水果會刺激腸胃蠕動，引起消化不良，尤其是胃寒或有輕度胃炎等疾病的人，更不適合吃冰鎮水果。

此外，有些疾病患者也不能隨意亂吃水果。如有胃病的人，不要吃李子、山楂、檸檬等水果。而經常有大便乾燥問題的人，應該選擇多吃些桃子、香蕉、橘子等，這些水果有軟便的作用。

不少人認為，夏季多吃鮮美的水果能補充養分，尤其是一些愛美女性，更是把水果拿來代替主食。其實這樣並不科學，儘管吃水果可以減肥還能美容，但並不是吃得愈多就愈好，食用水果也要講究科學。

從營養學角度來說，單靠吃水果，難以滿足人體對碳水化合物、礦物質、蛋白質等多種基本營養素的需求。如果過度食用水果將對人體內分泌系統、消化系統、免疫系統等產生不利影響。

健康小提醒

人有不同體質，而水果也是有分寒熱的，食用不當或吃得過多，都會對身體造成負面影響。對體質虛寒者，應選擇偏溫熱性水果食用，如楊梅、桃子、橘子、櫻桃、甜杏等。對實熱體質者要多吃一點偏涼性的水果，如香瓜、梨、西瓜、香蕉、柚子等。

28 不同的季節，蔬菜營養也不同

　　蔬菜富含人體需要的維生素、礦物質及消化系統必需的粗纖維等，是人類不可或缺的食物。但是在面對市場上琳琅滿目的蔬菜時，很多人都不知道該選什麼才好。其實，在不同季節，蔬菜的營養價值是不一樣的。

　　夏、秋兩季是蔬菜的收穫季節，所以這兩季中，大部分蔬菜的營養都比冬、春兩季高。如：夏季上市的番茄和黃瓜，維生素 C 含量是冬季的兩倍左右；紅蘿蔔中的胡蘿蔔素含量是冬季的一‧五倍左右。秋季上市的南瓜比春季的維生素 C 含量要高出很多；胡蘿蔔素含量高三‧四倍；糖分高百分之三十～九十；鉀、鈉、鈣、磷、鋅等微量元素的含量也明顯高於春季。

　　為什麼夏、秋季節蔬菜的營養比較高呢？因為冬、春季節蔬菜大多為棚栽或溫室種植，光照不強，通風不好，不利於促進植物的代謝和從土壤中吸收養分。而

> **健康小提醒**
>
> 冬、春季節，由於棚架中氣溫較高、溼度大，蔬菜病蟲害比較嚴重，農藥使用量加大，所以此時棚架中生長的蔬菜，農藥含量比夏、秋季節高。這就提醒我們，在吃冬、春季節的棚架蔬菜時要注意清洗消毒，避免對身體造成不良影響。

夏、秋季節多是露天種植，光照充足，光合作用強，有利於其中葉綠素、維生素和其他營養素的積累和轉化，所以夏、秋兩季的蔬菜比冬、春兩季的蔬菜更有營養。

29 有些食物不宜吃得太新鮮

大家都知道，食物應該吃新鮮的，否則色香味會變差，嚴重的還會因腐敗變質而喪失食用價值，甚至引起食物中毒。但是任何事物都有其兩面性，有的食物如吃得太新鮮，則會對健康不利，或使人得病。現列舉如下：

＊桶裝水

市售的桶裝水，不論是蒸餾水、逆滲透水、礦泉水及其他純淨水，在裝桶前大多要用臭氧做最後的消毒處理，因此在剛灌裝好的桶裝水裡都會含有較高濃度的臭氧。對人體而言，臭氧是有毒物質，如果你趁新鮮喝，無疑會把毒物一起攝入。若將這些桶裝水再放一、兩天，臭氧會自然消失，這時再喝就無飲毒之慮了。根據規定，生產的桶裝水必須經檢驗合格後方可出廠，而這個過程須四十八小時，故選擇按規範檢驗出廠的桶裝水才是安全的。

＊鮮海蜇

　　新鮮的海蜇含水多，皮體較厚，還含有毒素，只有經過食鹽加明礬鹽漬三次（俗稱三礬）使鮮海蜇脫水三次，才能讓毒素隨水排盡。三礬海蜇呈淺紅或淺黃色，厚薄均勻且有韌性，用力擠也擠不出水，這種海蜇方可食用。如果只經一～兩次鹽漬處理的海蜇，你可千萬別去品嘗或選購。

＊鮮黃花菜

　　又名金針菜，未經加工的鮮黃花菜含有秋水仙鹼，秋水仙鹼本身無毒，但吃下後在體內會氧化成毒性很大的二秋水仙鹼。據實驗推算，只要三毫克秋水仙鹼就足以使人噁心、嘔吐、頭痛、腹痛，量再大些可出現血尿或便血，二十毫克即可致人死亡。乾黃花菜是經蒸煮加工的，秋水仙鹼會被溶出，故而無毒。

＊鮮木耳

　　鮮木耳含有一種普林的光感物質，食用後若被太陽照射可引起皮膚搔癢、水腫，嚴重可導致皮膚壞死。若水腫出現在咽喉黏膜，會出現呼吸困難。乾木耳是經曝曬處理

飲食關鍵 決定健康

的成品,在曝曬過程中會分解大部分普林,而在食用前,乾木耳又經水浸泡,其中含有的剩餘毒素會溶於水,故泡水的乾木耳無毒。

＊剛醃製的鹹菜

新鮮蔬菜都含有一定量無毒的硝酸鹽,在鹽醃過程中,它會還原成有毒的亞硝酸鹽。一般情況下,鹽醃後四小時亞硝酸鹽開始明顯增加,十四～二十天達到高峰,此後又逐漸下降。因此,要吃就吃四小時內醃製完成的醃鹹菜,否則宜吃醃製三十天以上的。亞硝酸鹽可引起口脣青紫等缺氧症狀,還會與食物中的二級胺結合形成致癌的亞硝胺。

> **健康小提醒**
>
> 現擠的牛奶或羊奶,也是萬萬不可食用的。因為沒有經過消毒殺菌的程序,萬一牛隻感染了布氏桿菌、結核桿菌、金黃色葡萄球菌、口蹄疫病毒等致病微生物,那麼喝鮮奶者無疑會被感染或發病。正規的乳品廠對奶牛及操作衛生都有一定的要求,且鮮奶都經嚴格的消毒程序後才出廠。

30 「頭」類莫貪吃

許多人喜歡吃雞頭、鴨頭、鵝頭以及魚頭等。確實,

這些魚、禽類的頭很好吃，而且營養價值很高。可是，這些「頭」類的害處也不少。就拿雞來說，有俗話說：「十年的雞頭賽砒霜。」意思是說，雞愈老，雞頭毒性就愈大。用現代的醫學觀點來分析，其原因是雞在啄食中會吃進含有害重金屬的物質，這些重金屬主要儲存於雞的腦組織中，雞齡愈大，儲存量就愈多，毒性就愈強。

食用者在享受雞頭美味的同時，也攝取了重金屬毒物，如果食用過多，可能會引起中毒反應。所以，雞頭不宜多吃。

那麼魚頭呢？由於近年來整體環境惡化，導致水源污染增加，使有害物質侵入魚體，再加上魚類，尤其是食肉或雜食魚類處在水族食物鏈的最上端，這些有害化學物質在其體內也是堆積得最多，這種現象在醫學上稱為生物累積作用。另外，有些不法養殖者和商人，在飼料裡添加化學物質，更加重了魚體內有害物質的累積。而這些物質主要蓄積分布在魚油相對集中的魚頭內。所以，奉勸那些喜歡吃「頭」的食客，還是改掉這一嗜好為好。

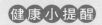

健康小提醒

鴨頭、鵝頭等也不宜多吃，其道理大同小異。

31 什麼樣的雞蛋不能吃

以下幾種雞蛋不能吃：

＊裂紋蛋

因為蛋殼本身十分脆薄，如在儲存、包裝或運輸過程中經震動、擠壓等，極易造成裂紋蛋。裂紋蛋若存放時間長，容易被細菌感染，不可以食用。

＊生雞蛋

生雞蛋含有很多細菌、寄生蟲卵，可致病。生雞蛋含有抗胰蛋白酶和抗生素，可引起脫髮、體重減輕及皮膚發炎。

＊黏殼蛋

這種蛋因儲存時間過長，卵膜強度由韌變弱，蛋黃緊貼於蛋殼，若局部呈紅色還可以吃，但卵膜緊貼蛋殼不動的，貼皮外呈深黑色，且有異味者，就不宜再食。

＊臭雞蛋

蛋內因細菌繁殖而引起腐敗現象的叫臭蛋。這種蛋不透光，打開後臭味很明顯，蛋白、蛋黃混濁不清，色黑，不能食用，否則會引起細菌性食物中毒。

＊散黃蛋

因運輸等激烈振盪，膜破裂，造成機械性散黃；或者存放時間過長，被細菌或黴菌經蛋殼氣孔侵入蛋體內，而破壞了蛋白質結構造成散黃，蛋液稀而混濁。若散黃不嚴重，無異味，經煎煮等高溫處理後仍可食用，但如細菌在蛋體內繁殖，蛋白質已變性，有臭味就不能吃了。

＊發霉蛋

受到潮溼或遭雨淋、水蝕，會把蛋殼表面的保護膜洗掉，細菌侵入蛋內而發霉，蛋的周圍有黑斑點，這種蛋不能食用。

健康小提醒

新鮮的雞蛋拿在手裡發沉，有壓手的感覺。好的雞蛋外殼新鮮，有一層白霜，黴蛋的外殼有灰黑色斑點，臭蛋的外殼則發黑。

32 常吃茄子防病保健

巴西科學家在實驗中發現，吃茄子後人體內的膽固醇含量能下降百分之十。美國營養學家在介紹降低膽固醇的蔬菜時，也總是把茄子排在首位。

另外，茄子可提供大量的鉀。鉀在人體中有著重要的生理功能，鉀能維持細胞內的滲透壓，參與能量代謝過程，維持神經肌肉正常的興奮性，缺鉀易引起腦血管破裂。除此之外，鉀還有平衡血液、防治高血壓的作用。

茄子中的一些成分可以預防氧化破壞作用，從而避免由此引起的心血管疾病。吃茄子時，有幾點要注意：

＊最好不要削皮

茄子皮中含有大量的營養成分和有益健康的化合物。

＊烹煮時別放太多油

茄子在燒或炒的過程中很容易吸油，造成人體攝取過多的油脂。有兩個小竅門可以避免茄子「吃」油過多：一是在燒茄子前先將茄子在蒸鍋中蒸一下，然後再燒；二是炒茄子時先不放油，用小火乾炒一下等到其中的水分被炒

掉、茄肉變軟之後，再加油燒炒。

＊茄子性冷，體寒者不宜多吃

茄子雖然營養豐富，能防病保健，但它性寒滑，脾胃虛寒、容易腹瀉的人不宜多吃。

> **健康小提醒**
>
> 研究顯示，手術病人在術前一星期最好別吃茄子，因為其中的一種物質會拖延病人術後的恢復時間，影響康復。

33 辛辣食物別吃太多

絕大多數辛辣食物都屬溫熱性質，吃後能促進血液循環，令氣血運行更好，臟腑得到適當滋養和推動；每一百克辣椒維生素 C 含量高達一百九十八毫克，維生素 B、胡蘿蔔素以及鈣、鐵等礦物質含量也很豐富；辣椒素能遏制使人產生痛感的 P 物質，發揮使人愉快、神經興奮的效果。它還能刺激人體分泌抗癌物質。

但是，食用過多辛辣食物，不僅會讓人便祕、上火，還容易罹患感冒或其他疾病。這是因為含有辣椒、胡椒、花椒、蔥、薑、蒜的食物，在中醫裡統稱「辛味食物」。

這些食物具有很大的「發散」作用，過多食用，容易「耗氣」，嚴重者可導致氣虛，而氣虛者最為明顯的表現就是免疫力降低。

因此，很多人辣的食物吃多了，反而會覺得渾身無力、容易疲倦。這種氣虛的症狀一旦找上門來，感冒等疾病也就會不期而至。對有的慢性病患者，如潰瘍、便祕、痔瘡、高血壓、眼疾、皮膚病、青春痘，更無異於火上加油。

健康小提醒

適當食用一些辛辣食物對人體是有益的，但食用辣椒過多，會刺激咽喉、食道和胃。因此，有咽喉炎、食道炎、胃炎的患者應該盡量少吃辛辣物。吃辣後，最好適當增加飲水量和蔬菜、水果的攝取，以淡化辛味食物對身體的不利影響。

34 瓜子、花生並非人人皆宜

瓜子、花生營養美味，在嗑食瓜子的過程中可以促進唾液分泌，促進胃腸蠕動，因而有健脾胃、減少肝腸疾病、調節消化功能的作用。它們還含有豐富的鐵、鋅、鉀、鎂等微量元素，具有防止發生貧血等疾病的作用。

花生長於滋養補益，有助於延年益壽，所以民間又

稱「長生果」，並且和黃豆一樣被譽為「植物肉」、「素中之葷」。花生的營養價值比穀類高，可與雞蛋、牛奶、肉類等一些動物性食物媲美。它含有大量的蛋白質和脂肪，特別是不飽和脂肪酸的含量很高，很適宜製造各種營養食品。花生中的維生素 K 有止血作用。

瓜子、花生雖好，但並非人人皆宜。有一部分人會對它們過敏，或者是對這些食物在炒製過程中加入的某些香料過敏，出現紅斑、溼疹、蕁麻疹、全身搔癢等症狀。

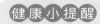

健康小提醒

有過敏體質的人，也要注意迴避瓜子、花生這類堅果類食物，不接觸這些東西就比較不會引發過敏，另一方面要積極治療。

35 蘿蔔分段吃，營養各不同

有句俗話說：「常吃蘿蔔不求醫。」蘿蔔具有消食化滯、排除脹氣、解毒消熱、通便止血的功效，適用於飲食過度、食滯腹脹、便血便祕的調治。蘿蔔從頭到尾營養分布不同，吃法也應有所不同。一般可分四段食用。

第一段，從蘿蔔的頂頭開始三～五公分處，這段含維生素 C 最多，味甜，質地較硬，宜於切絲或切條，快速烹

調，爆炒，做湯或剁餡等，味道極佳。

第二段，是蘿蔔的中間部分，這段含維生素 C 也比較多，而且含糖較多，甜度大，可用於燒煮菜餚。但最好吃法是用它醋拌涼菜或做沙拉，炒煮也很可口。

第三段，是從蘿蔔的第二段到尾部的一段，這一段有些辣味，燒湯、燉煮、炒絲都可以。

第四段，是蘿蔔的尾部，這一段味道辛辣，加工製成蘿蔔乾最合適。

> **健康小提醒**
>
> 蘿蔔性寒涼，陰盛偏寒、脾胃虛寒者不宜多食。胃及十二指腸潰瘍、慢性胃炎、單純甲狀腺腫、先兆流產、子宮脫垂等患者宜少食蘿蔔。服用人、西洋時不要同時吃蘿蔔，以免藥效相反，起不到補益作用。

36 健康吃蟹注意六個「不」

螃蟹雖然味美，還有一定的藥用價值，但是有些人食用螃蟹後會發生腹痛腹瀉、噁心嘔吐等症狀。所以吃蟹應注意以下幾點：

＊不宜食用生蟹

螃蟹的體表、鰓及胃腸道中布滿了各類細菌和污泥，

身上還往往帶有肺吸蟲的囊蚴和副溶血性弧菌，如不高溫消毒，肺吸蟲進入人體後可造成肺臟損傷。

＊不食久存熟蟹

存放過久的熟螃蟹極易被細菌侵入而污染，因此，螃蟹宜現燒現吃，不要存放。

＊不與茶水同食

茶會使蟹的某些成分凝固，均不利於消化吸收，還可能引起腹痛、腹瀉。所以吃蟹時和吃蟹後一小時內忌飲茶水。

＊螃蟹內臟要清除乾淨

吃蟹時應當注意清除蟹胃、蟹腸、蟹心、蟹腮等內臟部位。這些部位既髒又無食用價值，料理時一定要清除乾淨，以免引起食物中毒。

＊不宜食用太多

蟹肉性寒，不宜多食。脾胃虛寒者尤應引起注意，以免腹痛腹瀉。

＊病人不宜食用

螃蟹性寒，並含有大量的蛋白質和較高膽固醇，對於患有：傷風、發熱、胃痛、慢性胃炎、十二指腸潰瘍、膽囊炎、膽結石症、肝炎、冠心病、高血壓、動脈硬化、高脂血症這些疾病的患者，應少食或禁食。

> **健康小提醒**
>
> 過敏體質的人，吃了螃蟹後，容易引起噁心、嘔吐，而起風疹塊。

37　螃蟹高溫蒸三十分鐘最好

螃蟹味道鮮美，營養價值豐富。蛋白質的含量比豬肉、魚肉都要高出好幾倍，核黃素、鈣、磷、鐵和維生素A的含量也較高。

但螃蟹一般以動物屍體或腐殖質為食，因而蟹的體表、鰓及胃腸道中布滿了各類細菌和污泥。螃蟹往往帶有肺吸蟲的囊蚴和副溶血性弧菌，如不高溫消毒，肺吸蟲進入人體後可造成肺臟損傷。如果副溶血性弧菌大量侵入人體，會發生感染性中毒，出現腸道發炎、水腫及充血等症狀。螃蟹僅靠浸漬黃酒、白酒等，是無法達到徹底殺菌消

毒效果的。如果要放心食用，最好經高溫蒸熟蒸透二十～三十分鐘。

> **健康小提醒**
>
> 吃蟹時和吃蟹後一小時內忌飲茶水。因為茶會使蟹的某些成分凝固，均不利於消化吸收，還可能引起腹痛、腹瀉。

38 養生之道就是那麼「簡單」

*飲食——只吃對的不吃貴的

現代人的飲食精緻，但相對引起的疾病卻增多，粗茶淡飯反而讓人更能常保健康。

(1)簡樸飲食

多攝取纖維豐富的雜糧，代替精緻的米飯，以簡單清淡的蔬食，代替大魚大肉，長久下來能讓身體的代謝變得更順暢，減少體內脂肪、毒素的累積。

(2)吃得雜

再好的食物都不能天天吃，飲食要均衡攝取，不要特定偏好或偏廢某些食物。每種食物都有它獨特的營養價

值，廣泛的攝取，才能達到相輔相成的作用。

(3)食補勝於藥補，多吃些香辛料

補品能少吃就少吃，當然，最好不吃。戰勝疾病，保持健康，主要還得靠自己身體的力量。常吃蔥、薑、蒜這一類的食物，從中醫學的角度來看，這些香辛料不僅具有較高的營養價值，還兼備藥用功能。

(4)喝茶

茶葉中含有咖啡鹼、茶鹼、膽鹼等生物鹼，屬於鹼性飲料，可中和因過食肉食美味等導致的酸性體質，維持血液的酸鹼平衡，發揮消除疲勞、提神醒腦的作用。尤其是綠茶更有明顯的降低血清膽固醇功能、改善冠狀動脈粥狀硬化的作用，對預防冠心病可發揮良好的作用。

＊運動——伴隨終生的「健康良方」

運動帶來的好處不用多說，養成固定運動的習慣，可以保持身體機能及代謝的活絡，預防各種慢性病及癌症。

另外，常用梳子梳理頭髮可刺激穴位，按摩經絡，

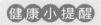

健康小提醒

養生之道在於順乎自然之理，簡單而深刻。

滋養氣血，調節功能，改善血液循環。

39 如何留住營養素

日常生活中，一些不正確的保存、烹調方法，會讓蔬菜中大量維生素在不知不覺中受到破壞，甚至全部損失掉。那麼怎樣保護維生素呢？

＊低溫保存

買回家的新鮮蔬菜，如果不及時吃掉，便會慢慢損失一些維生素。如菠菜在二十度 C 時存放若干天，維生素 C 損失可達百分之八十。因此買回後應放在陰涼乾燥處，並盡快食用。

＊盡量吃完整食物

吃豆芽時一般只吃下面的芽，將上面的豆子丟掉，事實上，豆中的維生素含量比豆芽高兩～三倍。

＊先洗再切

蔬菜表面附著的細菌和其他污染物，很容易從切菜的

「傷口」進入菜內，菜中的水溶性維生素也會被水流「無情地帶走」。

＊燒菜蓋鍋

若蓋住鍋蓋燒菜，蔬菜中的維生素 B2 只損失百分之十五～二十；如果不蓋鍋蓋，就多損失兩～三倍；不加鍋蓋煮菜七分鐘，維生素 C 的損失與蓋了鍋蓋二十五分鐘所損失的一樣，而且前者還使蔬菜中的維生素 A 被破壞。

＊大火快炒

大火快炒的菜，維生素 C 損失僅不到百分之二十，若炒後再燜，菜裡的維生素 C 會損失將近百分之六十。所以，炒菜要用大火。這樣炒出來的菜，不僅色美味香，營養損失也少。燒菜時加少許醋，也有利於維生素 C 的保存。

＊現炒現吃

有的人為節省時間，喜歡提前將菜做好，然後在鍋裡保溫。青菜中的維生素 C 在烹調中損失百分之二十，溶解在菜湯中損失百分之二十五，如果再在火上保溫十五分鐘，就會再損失百分之二十，共計損失百分之六十五。這

樣，我們從青菜中得到的維生素就所剩無幾了，因此蔬菜要現炒現吃。

＊吃菜喝湯

炒菜時，大部分維生素會溶解在菜湯裡，許多人愛吃蔬菜卻不愛喝菜湯，這就將大量的維生素白白浪費掉了。以維生素 C 為例，白菜炒好後，維生素 C 會有百分之七十溶解在湯裡；新鮮豌豆放在水裡煮沸三分鐘，維生素 C 有百分之五十溶在湯裡。

> **健康小提醒**
>
> 在生活中，有很多忽略的小細節卻是營養健康的大禁忌。

40　野菜不能隨便吃

隨著人們生活水準的提高，新鮮無污染的野菜愈來愈受到人們的青睞，成為餐桌上的美食。除了在市場上購買外，不少人還在野外採挖野菜。但是，採野菜也要有選擇，不能盲目採食。

＊毒野菜不要吃

　　野芹菜、毒人參和白頭翁等都是有毒的野菜，如果誤食會導致噁心、嘔吐、手腳發冷、四肢麻痺，嚴重的可造成死亡。

＊受污染的野菜會致病

　　生長在城市裡的野菜不能隨便吃。因為它們可能受到各種污染，食用後會對身體造成極大傷害。

　　一些垃圾堆或工業廢水流經的草地、馬路兩旁生長的野菜，因遭受垃圾、廢水和汽車廢氣等的污染，其中汞、鉛等重金屬含量及其他有害物質的含量會比較高，食用不慎或過多，很容易造成中毒或致病。

健康小提醒

野菜的草酸含量較高，食用過多會影響鈣質吸收，吃之前最好用熱水燙一下，以利於草酸溶解。易過敏的人也要少吃野菜，像莧菜、芥菜等都含有光敏性物質，易誘發過敏反應。

41 愛看電視的人要多喝銀耳湯

銀耳，自古以來被人們看作是延年益壽的珍品，是山珍海味中的「八珍」之一，營養價值很高，富含蛋白質、碳水化合物、粗纖維、磷、鐵、鉀等，可增強身體新陳代謝，促進血液循環，改善組織器官功能。它的特點是滋潤而不膩滯，具有補脾開胃、益氣清腸、安眠健胃、補腦、養陰清熱、潤燥之功，對陰虛火旺、不受參茸溫補的病人是一種良好的補品。

常看電視易導致免疫力低下，而銀耳有增強人體免疫力的功效，如銀耳中的多醣類物質能增強人體的免疫力，調動淋巴細胞，加強白細胞的吞噬能力，及時消滅入侵的細菌和病毒，因此免疫力低的朋友不妨多吃點。另外，銀耳中的多醣A具有一定的抗輻射作用，整天與電視、電腦形影不離的朋友，不妨每天喝點銀耳湯。

> **健康小提醒**
>
> 銀耳湯放過夜後不僅營養價值降低，而且還會生成危害健康的亞硝酸鹽，人喝了這種銀耳湯，亞硝酸鹽就會進入血液循環，損害人體的造血功能，嚴重者會發生吐瀉，昏迷不醒，甚至死亡。因此，隔夜的銀耳湯不能喝。

42 根據體質選茶喝

　　人的體質有燥熱、虛寒之別，而茶葉經過不同的製作工藝也有涼性及溫性之分，所以，體質各異，飲茶也有講究。常見的茶葉主要分為綠茶、青茶（包括烏龍茶、鐵觀音、大紅袍）、紅茶、黑茶（普洱茶）等幾大類。其特性如下：

＊綠茶

　　過敏體質者喝綠茶易導致嘔吐。由於製作過程中沒有經過發酵的動作，所以營養成分較其他茶類高，但葉綠素含量較多，對腸胃刺激較大，胃潰瘍患者不能喝綠茶。

＊鐵觀音

　　鐵觀音屬半發酵茶，由於發酵期短，偏寒性，其消脂、助消化功能突出，而且茶香特別濃郁。但空腹不能喝鐵觀音，否則易發生心悸、頭暈、四肢無力的茶醉症狀。

＊烏龍茶

　　烏龍茶不寒不熱，辛涼甘潤，適合大多數

人飲用。因茶葉較粗老，須用一百度 C 的開水沖泡。

＊大紅袍茶

大紅袍茶溫而不寒，不傷脾胃，滋味醇厚，香氣濃郁，飲用後齒頰留香，經久不退，沖泡九次後，還有原茶的香味。

＊普洱茶

普洱茶性溫和醇香，有暖胃、降血壓、降血脂的作用，長期飲用對減輕動脈粥狀硬化和預防心血管疾病有效。

> **健康小提醒**
>
> 在悶熱潮溼的夏天，茶葉如保管不當，吸水受潮，輕者失去香氣，重者黴變。此時，如把受潮茶葉放在陽光下曝曬，陽光中的紫外線會破壞茶葉中的各種成分，影響茶葉的外形和色、香、味。正確的方法是，把受潮的茶葉在乾淨的鐵鍋或烤箱中用微火低溫烘烤，邊烤邊翻動茶葉，直到茶葉乾燥發出香味，便可妙手回春。

43 飲涼茶要因人而異

有些人將涼茶當作寶貝，他們不論哪裡不舒服，都歸咎於溼熱，認為涼茶能包醫百病，即使沒病喝了也能防病，甚至還把涼茶作為日常生活中必不可少的保健藥。其

實，這種做法並不科學。

涼茶都是由味苦性寒之藥物組成，如果出現感冒、發熱頭痛、咽喉腫痛、口乾口苦、唇紅眼紅、腹部隱痛、大便祕結等外感風熱、溼熱積滯之症時，可以服用。在非常溼熱的季節裡，若無上述症狀也可服用，能發揮一定的防病作用。但涼茶不僅是飲料，也是藥，要注意因人制宜，不能濫服，更不能作為保健藥長期服用。

體質虛寒的人經常面色蒼白，怕冷，肢體自覺寒冷，怕風易出汗，小便清冷，大便無力，過乾或過稀等。涼茶總體來講性屬寒涼，對於那些體質虛寒的人並不合適。飲用涼茶會加重虛寒者的不適，所以，即使體質虛寒者出現「上火」的症狀，也不要隨便喝涼茶。

體質素來虛弱者和嬰幼兒，如果長期服用藥性苦寒的涼茶，可能損傷人體陽氣和脾胃，導致出現神疲體倦、面色無光、多汗、易感冒等。尤其是嬰幼兒，如果長期服用涼茶，可能損傷小兒正氣，影響小兒健康成長。

所以，如果出現牙疼、嗓子疼、口舌生瘡等上火症狀時，不宜忽略自己的體質盲目飲用

健康小提醒

飲用涼茶要因人而異。涼茶實際上就是中藥，不是飲料，喝多了肯定會影響人體的機能。當覺得「上火」時，適當地喝些涼茶有益，好端端的就沒必要喝了。

涼茶，即使是實熱體質，也不能因追求效果而一次喝下過量涼茶。在沒有熱症的情況下，不應該隨便喝涼茶，否則會造成體質虛弱，還可能會造成發育不良。

44 虛寒體質的人不宜喝菊花茶

　　夏季，不少人為了祛暑降溫，會到藥店買乾燥菊花，用水沖泡當菊花茶喝。不少人只注意到使用方便，卻往往忽視了茶水也如煎劑一樣，只有辨證服用才能收到療效，否則也會適得其反。對症的人喝夏菊花茶確實有好處，但不對症的人喝了反而會損害健康。

　　一般來說，在夏季，實熱體質的人可以適當地喝一些菊花茶。這種體質的人往往面色紅潤，聲音洪亮，喜歡吃涼食、喝冰涼飲料，對於他們來說適量喝菊花茶就像喝涼茶一樣，具有清熱祛暑的作用。

　　但是由於菊花性屬寒涼，因此虛寒體質的人就不適合喝了。因為這種體質的人往往表現為面色蒼白，手腳冰涼。他們特別怕

健康小提醒

藥可治病，也可致病。像菊花茶這種（包括板藍根、小兒七星茶等）為人們所喜愛的清熱之劑，應該適當飲用為好。

冷，吃涼的東西還會加重寒冷的症狀。

45 飲酒宜慢不宜快

古人就提倡「飲必小咽」。清代朱彝尊撰寫的《食憲鴻秘》提出，「飲酒不宜氣粗及速，粗速傷肺。肺為五臟華蓋，尤不可傷。且粗速無品。」

如果飲酒過快，胃會受到酒精強烈刺激，易造成急性胃炎，有時還會吐血。肝臟承受不了突如其來的酒精刺激，還會引發肝功能疾病。

所以在喝酒時，減輕酒精成分對胃的刺激和肝功能的影響，應該謹記以下注意事項：不要空腹喝酒，喝酒前喝些牛奶，牛奶會在胃裡形成一層薄膜，可以發揮保護胃的作用；喝酒時不能飲用冰水、檸檬水等刺激性的飲料；酒後不可以喝茶解酒；酒後如發生嘔吐不止，應立即找來礦泉水一瓶灌下，以免胃裡沒有東西而嘔出血來；翌日，若感到胃酸，請服用胃藥或胃乳，等胃酸緩解後再喝水。

健康小提醒

「粗速飲酒」極易造成醉酒。尤其是人體在劇烈運動以後，全身極度疲勞之時，如果抓起酒來就快速牛飲，還有誘發腦溢血的危險。

46 綠茶枸杞不宜一起泡

　　綠茶和枸杞都可以分別用開水沖泡飲用，對人體很有益處。

　　有人愛喝綠茶，因為綠茶含有兒茶素與 β - 胡蘿蔔素、維生素 C、維生素 E 等，能清除自由基、延緩衰老、預防癌症。常喝綠茶可以防止細胞基因突變，抑制惡性腫瘤生長，降血脂，降血壓，預防心血管疾病，還可以預防感冒、齲齒及消除口臭等。

　　有人愛用枸杞泡茶，枸杞性平、味甘，具有補腎益精、滋陰補血、養肝明目、潤肺止咳的功效，很多保健養生的藥物中都含有枸杞。枸杞含有氨基酸、生物鹼、甜菜鹼、酸漿紅素及多種維生素，還含有多種亞麻油酸。

　　於是有不少人乾脆就把它們放在一起沖泡。但是，綠茶裡所含的大量鞣酸具有收斂吸附的作用，會吸附枸杞中的微量元素，生成人體難以吸收的物質。

> **健康小提醒**
>
> 枸杞和綠茶雖然各有保健價值，但是不能同飲，建議你上午喝綠茶，開胃、醒神；下午泡飲枸杞，可以改善體質，有利安眠。

47 吃下午茶好處多

「茶」對於人體健康的作用也不可忽視，尤其是下午喝茶好處多多。研究顯示，茶葉中含有豐富的黃酮類物質，可減少婦女患骨質疏鬆症的危險。喝紅茶還可以防治流感、心肌梗塞和腦中風等疾病。除此之外，常在下午喝茶還具有以下特殊功效：

＊可以及時補充能量

由於社會節奏的加快，上班族常常因為過於匆忙而午餐吃得太少。一頓營養均衡的下午茶，既能趕走下午的瞌睡蟲，又頂住了下午四點左右肚子咕咕叫的抗議，還可以幫助你保持精力直到黃昏，進而使得晚餐比較清淡，養成最完美的飲食習慣。

＊塑造完美身材

吃下午茶和單純的吃零食是不同的。同其他正餐一樣，下午茶的相當一部分熱量用來供身體消耗，不會將全部熱量儲存到體內。吃下午茶是一種好的飲食習慣，同時還可以使身材變得更苗條。

＊增強記憶力

實驗證明，有喝下午茶習慣的人在記憶力和應變力上，比其他人平均高出百分之十五～二十。

48 喝菊花茶別隨便加冰糖

菊花茶有清熱解毒，清肝明目的功效，對口乾、火旺、目澀，或由風、寒、溼引起的肢體疼痛、麻木等疾病均有一定療效。《本草綱目》中對菊花茶的藥效有詳細的記載：性甘、味寒，具有散風熱、平肝明目之功效。

現在，愈來愈多上班族上班時喜歡泡杯菊花茶以清熱美顏，尤其在秋天空氣乾燥，或在餐廳用餐時，很多人都喜歡喝菊花茶，不少人更是喜歡喝菊花茶時加上冰糖。但是專家提醒人們：不是人人都適合這種喝法的。

中醫專家指出，味苦的野菊花最好不要飲用，有過敏體質的人想喝菊花茶，應先喝一、兩朵試試，如果沒問題再多喝，但也不應過量飲用。每次喝時，不要一次喝完，要留下三分之一杯的茶水，再加上新茶水，泡上片刻，而後再喝。此外，由於菊花性涼，體虛、脾虛、胃寒者以及

容易腹瀉者不要喝。一般情況下，菊花茶最適合頭昏腦脹、目赤腫痛、嗓子疼、肝火旺以及血壓高的人喝。

喝菊花茶時，人們往往還喜歡加上幾粒冰糖以增加口感。專家認為，菊花茶加冰糖是可以的，但是對於患有糖尿病或血糖偏高的人最好別加糖。此外，還有一些脾虛、胃虛的人也不宜加糖，因為過甜的茶會導致這類的人口黏或口發酸、唾液多，感到不適。所以，不知道自己體質的人喝菊花茶還是別隨便加冰糖為好。

健康小提醒

菊花的種類很多，不懂門道的人會選擇花朵白皙且大朵的菊花。其實又小又醜且顏色泛黃的菊花反而是上選。泡飲菊花茶時，最好用透明的玻璃杯，每次放上四、五粒，直接以熱水沖泡即可。若是飲用的人多，可用透明的茶壺，每次放一小把，沖入沸水泡兩～三分鐘，再把茶水倒入數個玻璃杯中即可。如果沖泡時加少許蜂蜜，口感會更好。

2

聰明飲食，小營養吃出大健康

廚房裡的養生美味細節

健康進補的飲食關鍵

四季養生飲食法

疾病防範與用藥

不同族群的健康養生小祕訣

49　青菜湯比青菜更有價值

　　許多人愛吃青菜卻不愛喝菜湯，事實上，燒菜時，大部分維生素溶解在菜湯裡。以維生素 C 為例，小白菜炒好後，維生素 C 會有百分之七十溶解在菜湯裡，新鮮豌豆放在水裡煮沸三分鐘，維生素 C 有百分之五十溶在湯裡。

　　各種新鮮蔬菜中，含有大量鹼性成分並易溶於湯中。常喝各種菜湯，可使體內血液呈正常鹼性狀態，保持酸鹼平衡，防止血液酸化，並使沉積於幹細胞中的污染物或毒性物質重新溶解後隨尿液排出體外。

> **健康小提醒**
>
> 飯後喝菜湯是比較科學的，有益於防病，促進健康，值得提倡，但在做湯時不提倡添加調味品，應盡量保持原汁原味，少放鹽。

50　炒菜時勿等油鍋冒煙再下鍋

　　一般人在燒菜時習慣鍋中油冒煙時才下入原料，認為這樣炒出來的菜才會香，其實這樣做有很多害處。油鍋一旦冒煙，表示油溫已超過二百度 C，在這種溫度下，油中

的脂溶性維生素被破壞殆盡，人體各種必須的脂肪酸也大量的氧化。而且當食物與高溫油接觸時，食物中的各種維生素，特別是維生素 C 也大量損失。

食油在高溫中會產生一種「丙烯醛」的氣體，它對鼻、眼黏膜有強烈的刺激作用，使人流淚甚至造成頭暈、噁心、厭食等不良反應。

烹調時，油鍋溫度不要超過二百度 C，不能讓油鍋冒煙，少用煎、炸的烹調方式，選用植物油作為食用油。

> **健康小提醒**
>
> 炒菜時的油溫最好控制在一百八十度以下，同時廚房要注意通風，以降低室內空氣的汙染程度，對炒菜和吃菜的人的健康都有利。

51 熬湯怎麼用水才最好

無論是中餐還是西餐，無論是品嘗豐盛的佳餚還是普通的家常便飯，熱氣騰騰、香味四溢的湯都是少不了的。

但是你知道嗎？熬湯所用的水也非常重要。水溫的變化，用量的多少，對湯的營養和風味有著直接的影響。原料與水分別按一：一、一：一·五、一：二等不同的比例

煲湯，湯的色澤、香氣、味道大有不同，以一：一‧五時最佳，而且要使食物與冷水共同受熱。既不直接用沸水煨湯，也不中途加冷水，以使食物的營養物質緩慢地溢出，最終達到湯色清澈的效果。熬湯不宜用熱水，如果一開始就往鍋裡倒熱水或者開水，肉的表面突然受到高溫，外層蛋白質就會馬上凝固，使裡層蛋白質不能充分溶解到湯裡。此外，如果熬湯的中途往鍋裡加冷水，蛋白質也不能充分溶解到湯裡，湯的味道會受影響，不夠鮮美，而且湯色也不夠清澈。

健康小提醒

雞、鴨、排骨等肉類煲湯時，先將肉在開水中汆燙一下，這個過程就叫做「出水」或「飛水」，不僅可以除去血水，還可去除一部分脂肪，避免過於肥膩。

52 煲湯時間愈長愈沒營養

很多人喜歡小火煲湯，而且一煲就是一整天，認為這樣食物的營養才能充分地溶解到湯裡。其實，這一做法並無科學依據。

「煲」就是用文火慢慢的熬煮食物，煲可以使食物中的營養成分有效的溶解在水中，利於人體消化和吸收。

但是，在長時間高溫下烹煮，食物中的很多物質會發生改變，甚至遭到破壞。

食物中的營養，一般是碳水化合物、脂肪、蛋白質、維生素和微量元素等。在烹飪過程中，時間愈長，其溫度就會愈高，如果加熱時間過長，氨基酸遭到破壞，營養反而降低，同時還會使菜餚失去應有的鮮味。而且維生素損失得就愈多，甚至會損失殆盡。所以肉熟了，湯也就應該熬好了。特別提示，除了喝湯，還應盡量把湯中的肉吃掉，採用這種喝湯的方法所攝取的營養會更加全面。

> **健康小提醒**
>
> 煲湯時，肉類食物的烹煮最好不超過一個半鐘頭，加入中藥後煎煮的時間要控制在四十分鐘之內，青菜要在湯煲好後再放，否則營養將受到不同程度的破壞。

53 肉類食物別用不沾鍋烹飪

不沾鍋具有輕便、易清洗等優點，受到許多家庭主婦的青睞。但很多人忽略了它的一個使用禁忌：不能烹調肉類食物。

這是因為，不沾鍋塗層的主要成分是聚四氟乙烯，它

有一個先天缺陷，就是結合強度不高。不沾鍋並未被聚四氟乙烯塗層完全覆蓋，酸性物質容易腐蝕金屬機體，機體一旦被腐蝕就會膨脹，進而把塗層脹開，導致塗層大面積脫落。

　　不沾鍋在高溫二百六十度以上才會產生有害物質，小火、不爆炒的情況下使用不沾鍋是安全的。但是按照東方人的烹飪習慣，鍋內溫度至少也在三百～五百度之間，加上肉類食物本身含油比例很高，溫度容易迅速升高，使鍋表面附著的化學物質釋放出有毒物質。

　　用不沾鍋炒菜，不要用鐵鏟子，因為那樣更會加快不沾塗層的破壞，很可能釋放出對人體造成危害的物質。

> **健康小提醒**
>
> 除了不能烹調肉類，不沾鍋也不能製作蛋、白糖等酸性食物。另外，像番茄、檸檬、草莓、山楂、鳳梨等酸味食物，也不宜使用不沾鍋。

54　做不同的菜要用不同的鍋

　　目前市面上有不沾鍋、鐵鍋、不鏽鋼鍋、陶鍋、瓷鍋、紫砂鍋、奈米技術鍋等各種各樣的鍋，五花八門，叫

人眼花撩亂，難以選擇。事實上，做不同的菜要用不同的鍋。

過去瓷器鍋一直被公認為無毒餐具，現在也有使用中毒的報告。砂鍋內壁如果有色彩，則不宜存放酒、醋及酸性飲料和食物。同時，砂鍋的瓷釉中含有少量鉛，所以新買回來的砂鍋，最好先用百分之四的食醋水浸泡煮沸，這樣可去掉大部分有害物質。

不鏽鋼，顧名思義不會生鏽，但事實上也並非完全不會生鏽，若長期接觸酸、鹼類物質，也會起化學反應，使其中的微量元素被溶解、釋放出來。因此，不鏽鋼食具和容器不應長時間盛放鹽、醬油、菜湯等，也不能用來煎煮中藥。

過去，人們一直使用鋁鍋，它的特性是導熱性佳，重量也比較輕。但使用不當鋁會大量溶出，長期食鋁過多，會加速人體衰老，對健康不利。鋁餐具更不能和鐵餐具一起用，兩者發生化學作用會導致更多的鋁離子進入食物，對人體健康影

健康小提醒

中國傳統的鐵鍋是目前最安全的鍋具，世衛專家也建議使用鐵鍋。因為鐵鍋對防治缺鐵性貧血有很好的輔助作用。但鐵鍋容易生鏽，鐵鏽會對肝臟產生危害，因此鐵鍋不宜盛放食物過夜。同時，盡量不要用鐵鍋煮湯，以免鐵鍋表面保護其不生鏽的食油層消失。刷鍋時也應盡量少用清潔劑，以防保護層被刷掉。

響很大。

　　鍋具用畢之後，最好立即清洗乾淨，不要留著食物或油在裡面，到下一餐或隔天才清洗，以免油脂污垢一點點滲入鍋面細孔，積久了更難清洗乾淨。

55 燒菜時千萬不要放太白粉

　　為了使食物濃稠好吃，一些家庭在煮粥、燒菜時有勾芡的習慣。這是一種很不好的習慣，因為雜糧和蔬菜中含有豐富的維生素 B1、B2 和維生素 C 等，它們都是喜酸怕鹼的物質。米和麵粉中，所含維生素 B1 較多。有人曾做過試驗，在四百克米裡加〇・〇六克太白粉熬成的粥，有百分之五十六的維生素 B1 被破壞。

　　豆類食物中含有豐富的維生素 B2，豆子不易煮爛，放太白粉後當然爛得快，但這樣會使維生素 B2 幾乎全部被破壞。一個人每天只要吃一百五十～二百克大豆，就足夠滿足身體對維生素 B2 的需要了，如果經常在食物中勾芡，就會引起陰囊搔癢發炎、口角炎和舌頭發麻等不適。

　　蔬菜和水果中維生素 C 的含量最多，同時，維生素 C 本身就是一種酸，太白粉對它產生起破壞作用。人體內如

果缺乏維生素 C，
會使牙齦腫脹出
血，易得壞血病。

> **健康小提醒**
>
> 雜糧中還有較多的維生素 **B1**，尤其在米和
> 麵粉中。在做粥時，如果經常勾芡，就會
> 使身體因缺乏維生素 **B1** 而發生腳氣病、消
> 化不良、心跳無力或浮腫等。

56 白開水超過三天不宜飲用

　　白開水不僅能解渴，而且不含卡路里，最容易透過
細胞促進新陳代謝，調節體溫，增加血液中血紅素含量，
增進免疫功能，提高人體抗病能力。很多人認為白開水無
論放多久都能飲用，其實，白開水超過三天之後就不宜飲
用。

　　水儲存過久，就會被細菌感染產生亞硝酸鹽，裝在保
溫瓶裡的開水變溫後，細菌繁殖得更快，還原的亞硝酸鹽
更多。亞硝酸鹽一旦大量進入人體，能使組織缺氧，出現
噁心、嘔吐、頭痛、心慌等症狀，嚴重的還能使人缺氧致
死。亞硝酸鹽在人
體內還能形成亞硝
胺，促發肝癌、胃
癌等。

> **健康小提醒**
>
> 凡在爐灶上久煮和在熱水瓶內久放的開
> 水，其中所含的微量元素和亞硝酸鹽都會
> 升高，這些物質對人體有致癌的潛在危險。

57 油炸食物愈薄愈有害

　　食物經高溫油炸，其中的各種營養素會被嚴重破壞。高溫使蛋白質被炸焦變質而降低營養價值，高溫還會破壞食物中的脂溶性維生素，如維生素 A、胡蘿蔔素和維生素 E，妨礙人體對它們的吸收和利用。長期食用，人會出現嗜睡，情緒與記憶改變，產生幻覺和震顫等症狀，並伴隨末梢神經疾病。但是你知道嗎？油炸食物愈薄，對身體的危害就愈大。

　　食物切得愈薄，在油炸時接受的溫度就愈高，產生的有害物質如丙烯醯胺等就愈多。同樣是以馬鈴薯為原料的食物，薯片的丙烯醯胺含量就比薯條高十倍。

　　目前許多人都愛吃炸薯條、炸薯片，還有許多人早餐愛吃又薄又脆的油餅。老人新陳代謝緩慢，兒童的身體尚在發育中，解毒能力較差，皆不宜長期吃油炸食物。油炸會破壞食物的蛋白質、維生素和礦物質等營養成分，而變成高熱量、高脂肪食物，不僅易引發肥胖、高血壓等疾病，對本身較胖的中老年人和患高脂血症、高血壓、心腦血管病及糖尿病等慢性病的人來說，也無異於雪上加霜。

　　但是，我們的身體是一個有機的平衡體，我們每天吃

的食物中，如茶葉、石花菜、番茄等等，含有大量抗癌的
物質。科學證明，大量食物中的抗癌物質可以抵消一部分
油炸食物中的有害
物質，新鮮的蔬菜
和水果還有一定的
解毒作用。

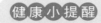

健康小提醒

飲食時，應多採用燉、煮等烹調方式，盡
量少用油炸。即使要用，也不要將食物切
得過薄，或將油溫燒得過高。

58 如何去除蔬果的農藥殘留

日常生活中，大家都離不開蔬菜和水果，但是這些蔬
菜水果中的農藥問題也很令人頭疼。為了降低攝取蔬果殘
留農藥的機率，可以採用以下的方法：

＊沖洗法

清除附著在葉菜上的農藥，可將
菜放在水槽或臉盆裡，一邊沖、一邊
洗、一邊排水，即流水洗菜，反覆沖
幾次，可有效的將殘留農藥沖洗掉。
沖洗中要注意節水。

＊鹼水浸泡法

　　將瓜果蔬菜在食用鹼水中浸泡五～十五分鐘，可以去除蔬果表面所含的有機磷殺蟲劑。但在浸泡後，注意要將鹼水沖洗乾淨。

＊儲存法

　　空氣中的氧氣有分解部分農藥的作用。因此可以透過延長存放時間的方法，將一些可以存放的蔬菜和瓜果放置一～三天後再吃，以減少一部分農藥殘留的毒性。

＊加熱法

　　氨基甲酸酯類殺蟲劑隨著溫度升高分解加快，對芹菜、菠菜、小白菜、菜豆等蔬菜可以採用這種方法。將蔬菜在沸水中煮二～五分鐘，可去除百分之九十以上殘留農藥。

＊去皮法

　　因為農藥殘留基本上是在蔬菜瓜果的表面，削去外皮對於去除農藥殘留來說，當然是很有效的。

＊洗米水洗法

農藥多呈酸性，遇鹼性物質會因中和作用失去部分毒性。而洗米水呈弱鹼性，可發揮解毒作用。將買回的蔬菜水果先用清水沖一遍，再放入洗米水中浸泡三十分鐘，然後用清水漂洗乾淨，也可以清除農藥殘留。

> **健康小提醒**
>
> 選購蔬菜水果時，要盡可能選含農藥較少的蔬果，如具有特殊氣味的洋蔥、大蒜、九層塔；對病蟲害抵抗力較強的龍鬚菜；需去皮才可食用的馬鈴薯、甘藷、冬瓜、蘿蔔，或有套袋種植的蔬果等。

59 燒菜時不宜用高粱酒代替米酒

製作菜餚時，加入適量的米酒，能夠使菜餚香氣濃鬱。同時，米酒還含有氨基酸、糖、有機酸和多種維生素，因此是烹調中不可缺少的調味品之一。

但是很多人做菜時喜歡用高粱酒代替米酒，以為效果一樣，其實這是不科學的。那麼，高粱酒和米酒到底有什麼不同呢？

米酒之所以能發揮增香提味的作用，一是因為酒類中

的乙醇有揮發作用，能夠去掉肉類的腥味。米酒的酒精濃度比較低，一般在百分之十五左右，在去除腥羶味道的同時，還不會破壞肉類中的蛋白質和脂類。二是因為米酒中含有較多的糖分和氨基酸，它們能夠發揮增香、提味的作用。

高粱酒的酒精度數比米酒高很多，一般在百分之五十七左右，這樣乙醇的含量就過高，往往在去除了魚、肉的腥味之外，對肉的蛋白質也會起破壞作用。而且高粱酒中的糖分、氨基酸含量比米酒低，提味的作用明顯不如米酒。所以，不論從營養還有味道上講，高粱酒是不能代替米酒的。

> **健康小提醒**
>
> 米酒在烹調中使用的時間，應根據食材的不同而有所不同。比如：燒魚應在魚煎好後即放米酒；炒蝦仁、炒肉絲應在主料炒熟後放米酒；做湯則應在湯滾後再放入米酒。

60 廚房巧健身

家庭主婦一日三餐進廚房是無法避免的，既費時間又很勞累。如果在廚房忙碌的同時，充分利用現有條件，做些簡單的健身活動，就能使身體得到調節，減輕疲勞感，心情也會輕鬆許多。以下介紹幾種活動方法：

(1)走進廚房時，先在牆邊停一下，後腦勺、肩膀、臀部和
腳後跟貼牆而立，會有一種輕鬆愉快的感覺。

(2)從牆櫃上層取東西時，要讓雙手從兩側向上舉起，手掌
朝裡，抬起腳後跟，探起身子，眼睛看著手，然後再取
所需要的東西，就會有舒展感。

(3)從電冰箱或櫃子底層取食物時，請不要俯身彎腰，而應
蹲下來拿。最好重複兩～三次，要有彈性感。站在流理
台前做飯時，可將頭前後擺動幾次，再左右旋轉幾次，
使頸部得到放鬆。

(4)煎食物不能離開灶火旁時，可把手掌放在後腦勺，胳膊
朝兩邊分開，再向後彎腰，盡量使肩胛骨靠攏。

(5)如果長時間的切菜或揉麵，可將雙手下垂，放鬆肌肉，
抖動手腕，能減輕手的疲勞。

(6)利用一般廚房裡都有的擀麵棍，做兩～三分鐘的活動：
①雙手握住擀麵棍，放在背後，左右轉動身體幾次，然
後將擀麵棍舉起，俯身向前（不要低頭），再將身體挺
直，向後彎腰。②背對牆，離牆一步遠的地方站立，雙
手握擀麵棍，向上舉起，再向後彎腰，使擀麵棍觸及牆
壁。③向前俯身，雙手握擀麵棍向前平伸，然後做幾次
向後拉動動作，身體不要伸展。

(7)在廚房裡盡量多
走動幾下，做一
些簡單的跳舞
動作，就會有
輕鬆感。

健康小提醒

任何時候都不要忘記打開廚房的通風小窗，否則，瓦斯氣味會加重您的疲勞感。

61　買冷凍食品要買帶包裝的

　　不少人喜歡到超市選購散裝的冷凍食品，因為散裝的冷凍食品比起有包裝的食品來，價格比較低廉實惠，但是這些散裝冷凍食品的衛生和保存期限問題卻隱憂多多。

　　冷凍食品的保存對冷凍溫度要求很高，而裸露在空氣中的食品則會存在很多衛生問題，一旦溫度高於零下十度C，保鮮期將大大縮短，擺放三～五天就有可能變質。一些超市對冷凍食品的儲存溫度，根本達不到國家規定零下十八度的標準。這樣很容易導致冷凍食品的黴菌超標，人食用後會引發黴菌性肺炎和過敏性

健康小提醒

由於散裝冷凍食品存在的一些問題很難避免，同時對其生產日期、產品成分及衛生狀況的監控也存在一定難度，因此，購買冷凍食品時最好還是選擇有完整包裝的產品更為安全。

支氣管炎等疾病。冷凍散裝食品直接暴露在空氣中，還容易發生水分蒸發、乾裂，油脂氧化、酸敗等現象。加上有的人直接用手去挑選產品，極容易對產品造成二次污染。同時，散裝產品在冰櫃中，上部不斷售出，下部形成死角，保鮮期形同虛設。

62 微波爐可殺死百分之九十九的病菌

當前，微波爐因其使用方便已經到了家家戶戶都有的普及。但很少有人知道，微波爐不僅可以加熱食物，在高溫兩分鐘時還可以殺死超過百分之九十九的細菌、病毒和寄生蟲。

美國研究人員稱，將微波爐調到高溫兩分鐘，就可以殺死或者抑制超過百分之九十九的細菌、病毒和寄生蟲，對於孢子病菌以及洗刷碗碟的海綿，微波爐也可以發揮非常好的殺菌消毒作用。

專家建議，人們通常都是將洗刷碗碟的海綿以及物品放置在洗碗櫃

健康小提醒

使用微波爐也要注意微波輻射的問題，在使用微波爐時，應離開廚房，最少也要保持一‧五公尺的距離。

裡，但如果真的希望徹底將它們洗乾淨，就不要只是清洗它們，還應該把它們放置在微波爐裡清毒。

63 番茄熟吃比生吃營養更高

番茄含有豐富的茄紅素。茄紅素是一種使番茄變紅的天然色素，它是一種很強的抗氧化劑。實驗證明，茄紅素具有較好的抗動脈粥狀硬化、抗氧化損傷、保護血管內壁功能及抗癌、防癌的作用。

與食用生番茄相比，人們食用煮熟後的番茄，更能提高茄紅素的抗氧化劑濃度。這是因為高溫破壞了番茄細胞的細胞壁，從而增加了茄紅素等抗氧化劑的釋放。

此外，番茄在烹調過程中，常會用到橄欖油、葵花油等植物油，而這些油脂將幫助番茄將茄紅素等脂溶性抗氧化劑自然釋放出來，充分發揮抗氧化作用。

儘管加熱後番茄中的維生素 C 會受到損失，但是

健康小提醒

吃番茄的時候，最好不要把皮去掉，因為番茄的皮中也含有維生素、礦物質和膳食纖維。

番茄不宜和黃瓜同時食用，如果二者一起食用，我們從番茄中攝取的維生素 C，會被黃瓜中的分解酶破壞，根本達不到補充營養的效果。

番茄中的茄紅素和其他抗氧化劑含量卻明顯上升。因此，熟吃番茄比生吃番茄的整體營養價值更高。

64 雞蛋怎樣儲存才最好

雞蛋所含的營養成分全面而均衡，七大營養素幾乎完全能被身體所利用。但是雞蛋的存放也是有學問的。

由於蛋殼在雞下蛋過程中和在籠子裡滾動中，都可能沾有沙門氏菌，造成食物污染。如果開冰箱時手接觸過蛋殼，又去碰切開的西瓜或其他食物，交叉污染在所難免。因此，雞蛋應放在專門的儲藏盒裡。

冰箱冷藏的溫度一般在五度 C 左右為宜，絕不能放在〇度 C 以下冷凍，冷凍過的蛋就變性了，尤其是蛋黃性質改變，便不能成為蛋製品了。

放的時候要較圓的一端朝上，較尖的一端在下，這樣可使蛋黃上浮後貼在氣室下面，既可防止微生物侵入蛋黃，也有利於維持雞蛋的鮮度。

健康小提醒

雞蛋冷藏的保鮮期是四十天，而冬季室內常溫下為十五天，夏季室內常溫下為十天，雞蛋超過保鮮期其新鮮程度和營養成分都會受到一定的影響，還會變質。

在雞蛋的表面均勻的塗上一層食用油，或用保鮮膜包裹後放入冰箱，都可防止蛋殼內的水分蒸發，阻止外部細菌侵入蛋內。

65 筷子最好半年換一次

筷子在用了半年以後，上面細小的凹槽就會殘留許多細菌和清潔劑，致病的機會就會增多。多數家庭洗筷子的時候並不是一雙雙的慢慢清洗，而是整把一起搓洗，很難徹底把筷子洗乾淨，這樣最容易傳播幽門螺旋桿菌，極易引發胃炎。

如果長時間不換筷子，還會引發傷寒、痢疾等疾病，因此除了對筷子勤消毒外，至少要半年更換一次。選購時最好挑原色的，塗彩漆的筷子不要使用，因為塗料中的重金屬鉛以及有機溶劑苯等物質具有致癌性，會嚴重危害人體的健康。

免洗筷經過加工、漂白、烘乾、包裝、長途運送，等擺上餐桌時可能

> ### 健康小提醒
>
> 筷子要定期消毒，最好存放在通風乾燥的地方，以防黴菌污染。即使是高檔的筷子，也最好半年更換一次。

已經不乾淨了，最好盡量避免使用。

66 如何烹調魚類味道最鮮美

　　魚的營養價值很高，不但含有豐富的蛋白質、維生素D，而且容易消化吸收，是一種老少皆宜的美食。但是魚肉好吃與否關鍵在於烹調的方法，如何做出一道好吃的魚呢？

　　油下鍋後，再在油裡放一、兩片生薑，煎魚時就不容易黏鍋脫皮了。如果是炸魚，則需要油多而且夠熱，炸出來的魚才會香酥乾爽；如果是煎魚，則需要鍋熱、油少、火要小。

　　如果怕魚腥味，可以在蒸煮時加入少許米酒，切點薑絲，就可驅除腥氣。如果是蒸魚則更得講究學問，因為蒸魚會在盤內蒸出水分，所以清蒸前勿加調味品，只放兩根蔥墊底即可。如果欲去腥味，不妨滴少許米酒。脂肪較多的魚類烹煮時，可滴數滴醋，吃起來將會清爽可口而不油膩。

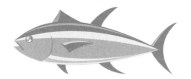

　　燉魚應先將放入調味料

（酒、醋、蔥、薑片、花椒等）的水燒開，然後再放魚。燒魚時，先在魚身上撒些鹽，魚肉不易破。

　　新鮮的魚，可用於煮湯、清蒸，體現魚肉質鮮嫩的特點。亦可以用軟炸、炒、燴、乾煎等方法來烹製，同樣可使菜餚色澤光潤、風味佳美。不太新鮮的魚，宜採用糖醋、焦炸等方法，透過佐料來消除異味。烹飪冷凍魚時，可適當在湯中放些鮮奶來增加魚的鮮味。魚從冰箱裡取出後，也可先放在置有少許鹽的容器中解凍，目的在於防止凍魚肉中的蛋白質從細胞中溢出而失去營養。

> **健康小提醒**
>
> 蒸魚時應先將水燒開，這樣能使魚外部突然遇高溫蒸汽而立即凝縮，內部鮮汁不外流，熟後味道鮮美有光澤。

67 哪些菜餚不宜放蔥

　　蔥，作為調味「四君子」之一，富含的營養價值很高。研究顯示，每一百克的青蔥約含水分九十二～九十五克，碳水化合物四‧一～七克，蛋白質〇‧九～一‧六克，還含有維生素 C、胡蘿蔔素、磷和硫化丙烯。

　　中醫認為：蔥味辛、性溫，能發表和裡，通陽活血，驅蟲解毒，對感冒、風寒、頭痛、陰寒腹痛、蟲積內阻、

痢疾等有較好的治療作用。但是蔥作為一種調味佐料，用得恰到好處，還是不容易的。例如「清炒雞蛋」，將少量蔥放油鍋內煸炒之後，倒入調好味的蛋液翻炒幾下出鍋，即可收到鮮香滑嫩的效果；如果把蔥直接放入蛋液攪拌，再入油鍋內翻炒，那麼結果不是蛋熟蔥不熟，就是蔥熟蛋炒得過老，味道自然好不到哪兒去。因此，以蔥調味，要視菜餚的具體情況、蔥的品種適當的用蔥。

以下這些菜餚不宜放蔥：

(1)蔥與豆腐同食易形成草酸鈣，阻止人體對鈣的吸收。

(2)蔥與雞肉同食易上火而傷身。

(3)蔥與蜂蜜不宜同食。蔥蜜同食後，蜂蜜中的有機酸、酶類，遇上蔥中的含硫氨基酸等，會發生不利於人體的生化反應或產生有毒物質，刺激胃腸道使人腹瀉。

(4)蔥不宜放鹽醃製生食。蔥放鹽醃製生食可使水溶性的營養成分外滲散失，就會降低其營養價值。

另外，豆類製品和根莖類原料，以蔥調味能去除豆腥味、土氣味。單一綠色蔬菜本身含有自然芳香味，就不一定非用蔥調味了。

健康小提醒

除了有些菜餚不宜放蔥，中藥地黃也不宜與蔥同食，蔥蒜中都含有蒜辣素，氣味辛辣，性味燥熱，能耗津動火，傷陰化燥，正好與地黃功用相反。

68 哪些食物不宜用微波爐加熱

在生活節奏愈來愈快的今天，微波爐無疑為忙碌的人們帶來了很大的便利。但是，並不是所有的食物都可以放進微波爐裡加熱的，下面這些食物就不能用微波爐加熱：

＊帶殼雞蛋、密封包裝食品

帶殼的雞蛋、帶密封包裝的食品不能直接用微波爐烹調，以免爆炸。

＊牛奶，尤其是袋裝牛奶

用微波爐加熱牛奶，會使牛奶中的蛋白質受高溫作用，由溶膠狀態變成凝膠狀態，導致沉積物出現，影響乳品質量。牛奶加熱的時間愈長、溫度愈高，其營養的流失就愈嚴重。另外，牛奶中的氨基酸經微波爐加熱後，一部分會轉變為對人體有害的物質。

直接把袋裝牛奶放進微波爐加熱，對人體健康會產生不利影響。如果包裝材料上沒有註明「可用微波爐加熱」的字樣，就不適宜直接放入微波爐中加熱。必須先將牛奶倒入微波爐專用的容器內，再用微波爐加熱。

＊油炸食物

因高溫油會發生飛濺導致火災。如萬一不慎引起爐內起火時，切忌開門，而應先關閉電源，待火熄滅後再開門降溫。

> ### 健康小提醒
>
> 肉類在微波爐中解凍後，實際上已將外面一層低溫加熱了，在此溫度下細菌是可以繁殖的，雖再冷凍可使其繁殖停止，卻不能將活菌殺死。已用微波爐解凍的肉類，如果再放入冰箱冷凍，必須加熱至全熟。

69　食用油別總盯著一種吃

市場上食用油琳琅滿目，選食哪種油眾說紛紜。但食用油各有特點，最好別光吃一種。

＊橄欖油

它含的單元不飽和脂肪酸是所有食用油中最高的一類，它有良好的降低低密度膽固醇（壞膽固醇），提高高密度膽固醇（好膽固醇）的作用；橄欖油還含有維生素A、D、E、K和胡蘿蔔素，對改善消化功能，增強鈣在骨骼中沉著，延緩腦部退化有一定的作用。但橄欖油價格較高，味淡，缺乏誘人的脂肪香味。

＊菜籽油

所含單元不飽和脂肪酸很高，故有與橄欖油相似的作用，它還有利膽的功效。由於菜籽油是所有富含單元不飽和脂肪酸食用油中價格最低的，所以廣受歡迎。

＊花生油

含豐富的油酸、卵磷脂和維生素 A、D、E、K 及生物活性很強的天然多酚類物質，所以有降低血小板凝聚、降低總膽固醇和壞膽固醇、預防動脈硬化及心腦血管疾病的功能。一般認為多吃花生油容易「上火」，這是由於花生油中的花生烯導致人體變化反應的緣故。

＊豆油

含豐富的多元不飽和脂肪酸和維生素 E、D，有降低心血管疾病，提高免疫力，對體弱消瘦者有增加體重的作用。而且含卵磷脂，在生理上對人體有重要的正面影響，這是一般食物和油脂中少有的。豆油含的多元不飽和脂肪酸較多，所以在各種油脂中屬於最容易酸敗的，應盡可能趁「新鮮」吃掉。

＊豬油

它含有較高的飽和脂肪酸，吃得太多容易引起高血脂、脂肪肝、動脈硬化、肥胖等，但也不要不敢吃，因為其含的膽固醇是人體製造類固醇激素、腎上腺皮質激素、性激素和自行合成維生素 D 的原料。

＊沙拉油

是精煉程度最高的食用油，是大豆經過「脫膠、脫酸、脫色、脫臭」等工序精製而成。去除了水分、雜質，不含黃麴黴素等有害物質，並經過高溫處理後，為「熟油」。沙拉油適用於炒、炸、煎和涼拌，這是其他食用油所不及的。

健康小提醒

我們可以從四個方面鑒別食用油的優劣。
1. 氣味：不同品種的食用油有其獨特的氣味，但都無酸敗異味。
2. 色澤：品質好的豆油為深黃色，一般的為淡黃色；菜籽油為黃中帶點綠或金黃色；花生油為淡黃色或淺橙色。
3. 透明度：高品質食用油透明度好，無渾濁。如果油中水分多，或油脂發生變質，或摻了假的油脂，油質就會渾濁，透明度低。
4. 滋味：用筷子蘸一點油放入嘴裡，不應有苦澀、焦臭、酸敗的異味。

70 麵包不宜放冰箱裡存放

　　麵包的營養素含量完整，營養價值高，很受人們的歡迎，那麼麵包該如何存放呢？很多人的答案一定會是放在冰箱裡。但是事實證明，麵包放冰箱中變乾、變硬的程度比常溫下儲存來得更快。

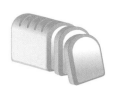

　　這種麵包變乾、變硬的現象稱為「變陳」。溫度是導致麵包「變陳」一個重要因素，低溫會加快麵包的老化速度，而溫度超過三十五度，又會使麵包的顏色及香味受到影響，二十一～三十五度最為適合。冰箱冷藏室的溫度約為二～六度，不適宜麵包的存放。但是如果是含糖和油脂多的麵包，如鮮奶麵包或帶有肉類、蛋類等餡料的麵包，為了防止變質，最好還是放在冰箱裡。

健康小提醒

麵包與餅乾不宜一起存放，如果存放在一起，會使麵包變硬，餅乾也會失去酥脆感。另外麵包還有消除米飯糊味的作用，將火關掉時，只要在米飯上面放一塊麵包皮，蓋上鍋蓋，五分鐘後，麵包皮即可把糊味吸收。

71 廚房中的小祕方

　　生活中難免有個頭疼腦熱的小毛病，你可以不用去藥房，去廚房裡找一找，嘗試一下我們介紹的小祕方，也許可以解決你的問題。

＊生薑

　　風寒感冒、頭痛無汗，用生薑切片泡茶飲服，有顯著功效。胃寒、腹脹、嘔吐，服點薑湯，可起解毒、止嘔、促進氣體排出作用。

＊食用油

　　輕度胃潰瘍，每日早晚喝兩小匙花生油，可逐漸痊癒。多吃點花生油可緩解便祕。小蟲鑽進耳朵，滴點花生油，蟲子很快就出來。小孩跌傷，皮膚無潰破，可迅速用油塗於傷處，就不會出現瘀腫現象。

＊米湯加食鹽

　　急性腹瀉、脫水，讓其喝米湯加鹽，是最簡便、經濟、安全的身體補充液。

＊食鹽

腹脹、胸膈悶塞，喝點鹽水，片刻就會舒緩。

＊醋

失眠患者，睡前喝杯冷開水摻一小匙醋，便容易入眠。中老年人常吃些醋可降低血壓，預防血管硬化。火傷、燙傷用醋淋洗，可止痛消炎、防起水泡，而且癒後不留疤痕。

＊啤酒

頭皮屑多、頭皮癢，可用啤酒浸溼頭髮，十五分鐘後用清水沖掉啤酒，洗淨頭皮，每天一次。四～五天，頭皮就不再癢，頭皮屑也除淨了。

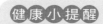

健康小提醒

廚房裡的有療效的東西還有很多。例如，蔥白可治鼻炎；用煮好的稀粥治爛嘴角，功效相當於維生素Ｃ。

3

72 小兒不宜服用成人補品

　　為了孩子的健康，父母什麼都願意投資。但其中有不少父母是聽信廣告，給孩子買各類補品、保健品，有的父母甚至還省下自己的補品、保健品給兒孫輩服用。兒童處於生長發育時期，新陳代謝十分旺盛，必須供給大量的營養物質，才能滿足生長發育的需要。但是兒童稚芽嫩質，氣血未充，臟腑嬌嫩，不可任意服用成人補品。如果將成人的保健品、補品、補藥等任意給兒童吃，不但不能給小兒帶來健康，還可能適得其反，給小兒帶來有害健康的反作用。

　　最常見的危害是誤用補品促進小兒性早熟。如蜂王漿、人參等，均含有類似性激素成分，兒童服用過量會出現性早熟現象，如男孩會出現長鬍子、陰莖易勃起等；女孩則過早出現乳房增大、陰蒂增大等現象。

　　其次是違背「虛則補之」的原則，體質不虛也誤用補藥、補品，致使餵養過度，營養過剩。目前，市售成人補藥、補品，是按成人需要配製的，不適宜兒童應用，用了反而會加重兒童腸胃負擔，消化功能易發生障礙，導致食慾不振、厭食等諸多不適。

　　兒童進補宜補消兼施。補者，進補；消者，消導。因為兒童臟腑脆弱，脾胃功能不足，進補不當，會妨礙正常的腸胃功能。兒童進補時應配以消食之品，使其補而不滯、消而不傷。

> **健康小提醒**
>
> 當然，對身體虛弱的小兒，若有「虛」證的存在，可以適當服些補品調理一下，如身體消瘦，面色蒼白，體質虛弱，易患感冒、支氣管炎、肺炎以及生長發育遲緩的兒童。但應在醫生指導下服用。

73 進補要先知補藥性味

　　「性味」學說是中藥藥性理論的核心。補藥是中藥的一部分，具有不同的性味和功能；同樣，可以用於進補的補益食物也有各自不同的性味和作用。補藥、補品的性味和功能是在長期醫療保健中逐步形成，並透過反覆實踐，不斷充實、發展而成的。補藥、補品的「性味」，就是「四氣」和「五味」，這是中醫藥的獨特理論。「性」和「味」的作用，既有區別，又有聯繫。

　　四氣即四性，無論補藥還是補品都有寒、熱、溫、涼四種不同的性質。古人曰：「寒者熱之，熱者寒之。」治病用藥之道須遵此旨，進補選擇補藥、補品也源於此理。

　　五味是一個基本概念。有酸、鹹、甘、苦、辛之別，

還有淡味和澀味。因淡味沒有特殊的滋味,所以一般將它和甘味並列;澀味和酸味的作用基本相同,因此,雖有七種滋味,但習慣稱「五味」。無論藥物、食物,其味不同,就有不同功效。古人云:「辛酸甘苦鹹,各有所利,或散、或收、或緩、或急、或堅、或軟,四時五臟,病隨五味宜也。」

> ### 健康小提醒
>
> 在實際應用補藥時,一般都是既用其氣,又用其味,而在特殊應用的時候,配合其他藥、食,則或用其氣,或用其味。了解補藥、補品的四氣五味,將有助於更恰當、更有效的進補。

74 虛,不可籠統的補

目前,隨著生活水準的提高,人們已不只是滿足於溫飽,而更注意到養生延年。為適應這一需要,市場上湧現出名目繁多的中、成藥補劑,令人眼花撩亂。有的人見到包裝精緻、價格昂貴的補藥,就不加分析的購買服用,常造成不良後果。

中醫講究辨證論治,根據不同的病證,採用不同的方藥治療。選用補藥,也不例外。首先應考慮是否需要補藥,而後再考慮用什麼補藥。「虛則補之,實則瀉之」是中醫維護人體陰陽平衡的大法,補法適用於虛證的人。

如果一個人根本不屬虛證，而是實證，那就完全不需用補藥。當然，更多的老年人是因為有虛象而服補藥的，符合「虛則補之」原則。

那麼如何選用補劑呢？這也要從辨證說起。所謂虛證，應分清氣、血、陰、陽。哪方面虛，五臟六腑又虛在哪個臟腑。也許有人會說，中醫的五行學說概略地闡述了五臟間的相互聯繫，中醫治病也常採用「隔臟」治法，如肺病治脾（培土生金法）、肝病治腎（腎水能生肝木，肝腎同源，即滋水涵木法），或肝病治脾（肝木能克脾土，扶土可抑木）等等。何況氣血是相關的，陰陽是互補的。某種補劑雖主治一個方面、一個臟腑，焉知不有益於其他方面、其他臟腑？此話乍聽起來似乎也有一定道理，殊不知，中藥有寒熱溫涼的區別。

溫熱屬陽，用治陽虛、氣虛（氣屬陽）；寒冷屬陰，用治實熱、血熱（血屬陰）。但溫熱藥過用可以耗陰，引起口乾舌燥，甚至流鼻血等副作用，對陰虛陽亢患者顯然有害；而寒涼藥過用常致陽傷，引起食慾不振，腹脹便溏等副作用，對脾陽素虛的人顯然不利。

曾有人望文生義地濫用十全大補膏（此方名僅示由十味藥組成，而並非指功能上「十全」），而該方實際上多為甘溫藥，可以補氣血、溫腎陽，唯獨不補陰，陰虛之體久

服必耗陰更甚。又如，研究顯示可抗衰老的六味地黃丸，也應辨證選用，因其雖可補腎陰，但內含熟地，久服也會有礙脾胃運化功能，引起食慾不振、脘腹脹滿等副作用，並不適用於脾陽不足的人。再如，能大補元氣的人參，雖然一些重病患者服後可力挽狂瀾，緩解病情，但如陰虛之體久服人參，也可引起咽乾舌燥、流鼻血、失眠等許多副作用，故「救人」的人參在一定條件下也可「傷人」，這並非危言聳聽。

總之，對於中藥補劑應在醫生指導下辨證服用，才能取得預期的效果。如果盲目的濫用，不僅是一大浪費，而且將有害於身體。

> **健康小提醒**
>
> 補藥雖能補益身體，但不是人人都可服用。如果身體不虛，亂服補藥會導致人體陰陽失調而產生疾病。因此，健康人不要亂服補藥。

75 吃啥不一定就能補啥

自古以來流傳著「吃啥補啥」的說法，如吃動物的心可以補心、吃肝可以補肝、吃肺可以補肺等。這種說法在某種程度上是有一定道理的。例如肝含有蛋白質、脂肪、

膽固醇、鐵、鈣、維生素 A 等，具有養血、明目、補肝作用；腦含有豐富的蛋白質、卵磷脂、鋅等，具有健腦作用；骨頭中含有鈣、磷、膠原蛋白等，具有強筋壯骨之效。

但用現代醫學來分析「吃啥補啥」的說法並不科學。一般說來，心肌炎患者吃動物心臟會導致睡眠不安和腹脹；長期肝功能受損者，「以肝補肝」會使膽固醇增高，加重肝臟負擔；老人健忘食用動物的腦，會加重心腦血管堵塞。

實際上，以現代科學方法從動物肝臟中提煉出來的用於治療的藥物，會比吃十個八個肝臟更有效、更有針對性。不管吃啥，都透過胃腸消化，蛋白質變為脂肪，脂肪變為脂肪酸及甘油，碳水化合物變為單糖（葡萄糖）而被吸收，在肝臟內再合成人體需要的蛋白質、脂肪及葡萄糖與肝糖原、維生素和微量元素。自然，各種動物內臟的成分不同，其所提供的營養物質也有差異，可以適合各類人群的不同需要。但總的來講，大同小異，不必局限於吃啥補啥。

健康小提醒

所謂補，就是透過均衡的進食含有各種營養素的食物，達到強身健體的目的，不一定吃啥補啥，諸如魚、肉、牛奶、蔬菜、豆類、各種水果、乾果、香菇、木耳等均有良好的營養。

76 補藥並非愈貴愈好

市面上，不少高檔的餐廳、酒店紛紛推出冠名為「宮廷祕珍」的「大補」食品，如燕窩、人參魚翅、珍珠靈芝等。似乎只要是原料昂貴的食品就一定是補身之物，很多保健品也因在原料中加入了這些補品成分而提高了價格。

有的消費者對補藥、補品不甚了解，常以價格的貴廉來區別補藥的優劣，如在服用膏滋藥時，常有病人拿著處方來詢問醫生：「為什麼我的膏方這麼便宜？」其實，膏方是個人化滋補品，每張膏方的用藥是針對病人的實際病情而選擇用藥的。膏方優劣的區分，在於其辨證是否準確，用藥是否合理。

藥物相合才能補而有效，用藥效果與藥物價格沒有絲毫關係。只要對症，價廉物美就是優質補藥。藥症不合，雖是天價，也是劣藥。膏方如此，選購補藥補品也是如此。

健康小提醒

補品的價格與其採集成本、產品包裝成本和加工成本有關，並非與其營養價值成正比。有的補品營養價值和普通食物相同，如熊掌與豬蹄的營養成分就大體相近。因此，購買補品不能以價格評價其品質的高低。

77 煎補藥選什麼鍋有講究

　　煎補藥用什麼鍋是很有講究的。煎熬補藥的器皿以使用砂罐和瓷罐為好，切忌使用鐵鍋、鋁鍋等金屬器皿。因為大多數藥材與金屬接觸後，會發生化學反應，會影響藥物的藥力和治療效果。

　　煎補藥前要先將藥材用清水浸泡三十分鐘，使其軟化，然後再加熱煎煮。不可直接用沸水煎，如果這樣，藥物中的蛋白質會很快凝固，影響藥效。至於用水的多少，要根據藥量而定，一般以水面超過藥物少許即可。

　　煎補藥很講究火候，未煮沸時可用大火，水開後要用小火。煎熬時要蓋好鍋蓋，以免藥物中的揮發成分溢出。味厚滋養的補益藥，煎熬的時間要長一些，一般認為煮沸後再用小火熬一小時左右，以使藥物中的有效成分能充分的溶於水中。藥煎好後，要趁熱將藥汁濾出，每劑藥一般煎用三次為好。

健康小提醒

煎補藥宜用砂鍋。如使用瓷罐或搪瓷燒鍋時，必須洗淨舊垢或油膩，最好不與煮食物的餐具合用，以免發生其他化學反應，降低藥效。

78 產後即吃老母雞不利產婦哺乳

產婦分娩後，血中雌激素與黃體素濃度大大下降，這時泌乳激素發揮作用，促進乳汁分泌。而母雞的卵巢、蛋衣中含有一定的雌激素，因此，產後過早燉食母雞，就會增強產婦血中的雌激素，使泌乳素的作用減弱，甚至導致乳汁不足或無奶。

然而，產後若能吃一隻清燉大公雞，則可使產婦乳汁增加。因為雄雞睪丸中含有大量的雄性激素，具有對抗雌激素的作用。另外，雄雞脂肪少，有助於產後身材的恢復，嬰兒也不會因乳汁中脂肪含量太高而引起腹瀉。

當然，產婦在產後十天半月之後，乳汁比較充足的情況下，還是可以吃母雞的。此外，若發現乳腺不通、乳房脹痛的現象時，不宜吃公雞發奶，應先設法疏通乳房，以免引起乳腺發炎。

> **健康小提醒**
>
> 雞屁股是多種致癌物集中的部位，吃雞時，一定要先切除它。若發現雞的內臟內有腫物，可能是禽類體內病變的反應，應將內臟腫物全部剔除乾淨後再食用。

79 孕婦進補要防胎火

妊娠後月經停閉，臟腑經絡之血皆注於衝任以養胎，母體全身處於陰血偏虛，陽氣相對偏盛的狀態，很容易出現胎火。

因此，孕婦進補要防胎火。以下有幾個一定要注意的禁忌：

＊慎用人參

人參屬於大補元氣之品，婦女懷孕後久服或用量過大，就會導致陰虛火旺，大多數人出現興奮激動、煩躁失眠、咽喉乾痛和血壓升高等不良反應。從胎兒來看，胎兒對人參的耐受性很低，孕婦服用過量人參有造成死胎的危險。

＊禁用溫熱壯陽之品

鹿茸、鹿角膠、胡桃肉、胎盤等屬補陰助陽之品，會滋生內熱、耗傷陰津，孕婦一般不要服用。如果確屬病情需要，也應在醫生指導下服用。

＊忌多吃山楂

大部分婦女懷孕後有妊娠反應，而且愛吃酸甜之類的東西，但要注意的是勿吃山楂果及其製品，因為這類食物會刺激子宮收縮，甚至導致流產，因此孕婦以不吃為宜。

＊忌吃黃耆燉雞

孕婦，尤其是要臨盆的孕婦，吃黃耆燉雞後，不少人引起過期妊娠，胎兒過大而造成難產。這是因為黃耆有益氣、升提、固澀作用，干擾了妊娠晚期胎兒正常下降的規律而導致的。

> **健康小提醒**
>
> 並不是吃得愈多愈高級就愈好，盲目的進補，超過標準的營養量，不僅會加重母親代謝的負擔，還易造成肥胖，為產後恢復體形帶來困難。

80 喝補酒有禁忌

每一種補酒都有一定的治療作用和規定的服用方法，而服用方法是否恰當可直接影響到治療的效果。因此，補酒的用法要注意其禁忌。這些禁忌主要有：

喝補酒後對某些藥物的禁忌：服補酒後，應禁服某些

藥物。西藥如氯丙嗪、安泰樂、奮乃靜等抗精神疾病藥物；中藥如葛根等。如已服西藥，應至少在二十四小時後再服補酒，以免引起副作用。

　　某些疾病對飲酒有禁忌。如肝炎、肝硬化、消化性潰瘍及一些皮膚疾病。每種藥酒都有對應的病症和適宜族群，不能見藥酒就服用，必須要根據自己的實際情況和體質、病症特點來選擇合適的藥酒種類，選擇適宜的服用量和服用時間，只有這樣才能真正發揮補酒的功效。

　　不可過量服用藥酒。如果一味追求服用的數量，以為這樣就可以更快更好的見效，那就大錯特錯了。這樣不僅達不到治病補益的目的，反而會引發頭暈、噁心、嘔吐、心悸等不良反應。

　　在服用補酒時，一定要看清楚說明，確定是外用還是內服後方可使用。

健康小提醒

補酒在醫療上是被做為藥來看待的，它不同於一般的酒，有一定的療程，病除之後，一般不必再服用，使用劑量也較小，可根據病人對酒的耐受能力，每次服十五～三十 CC。

81 保健品不要用沸水沖

　　現在市面上出售的那些選用優質蜂蜜、奶粉、葡萄糖、可可等精製而成的麥乳精、巧克力飲品、蜂蜜等，都是營養豐富的滋補品，它們含有大量的葡萄糖、單糖和豐富的蛋白質、脂肪、維生素 A、維生素 B、維生素 C，以及鈣磷等無機鹽，具有增強體質、解毒利尿和軟化血管等醫療功效。特別是其中的單糖易被人體直接吸收，是老幼體弱者和病人的理想飲料。

　　許多人都習慣用滾燙的開水來沖調飲用這些營養品，這是不科學的飲用方法。這些營養補充飲品，由於生產過程中經過了嚴格的消毒殺菌，因而是可以直接入口的食品，之所以用水沖調是為了稀釋後便於飲用，並不是要加熱沖煮。同時，在營養補品中所含的一些營養物質如維生素，很容易在高溫下分解、變質。

　　據實驗，只要加熱到六十～八十度 C 時，這類營養品顏色就會由鮮豔變暗，味道也由正變異。而其中的糖化酶等營養成分也就開始分解變質了。此外，蜂蜜也不宜用沸水沖飲。實驗表明，當把蜂蜜加熱到六十七度 C 時，不僅其天然的色味受到破壞，而且蜂蜜中的澱粉酶會產生分

解，維生素 C 會
損失百分之二十～
五十。

健康小提醒

一般應該用溫熱的開水沖沏，再調勻，這
才是科學的沖飲補品的方法。

82 進補不可輕信廣告

　　有些患者對廣告宣傳藥品盲目相信，「病急亂投醫」，
時常不分青紅皂白的以身相試，吃虧的人不在少數。有的
人熱衷於偏方、驗方、祕方，由於輕信江湖郎中而上了遊
醫藥販的當，買了假藥。這樣做既可能對健康有害，又浪
費了錢財。因此對於自己不認識或不熟悉的藥材，切不可
在小商販處貿然購買和使用。

　　對於補品廣告，應該怎樣正確對待呢？我們對任何
事情都應該採理性的態度，對補品廣告也不例外。對於一
些正規媒體合法的補品廣告，我們應該把其看作是一種宣
傳和介紹補品的良好途徑，這是一種獲取較迅速的補品資
訊。但是我們不能完全依據廣告用語來判斷其好壞，而是
要詳細閱讀一下補品的說明書，既要看到其療效和適應
證，還要看到其不良反應和注意事項，最好在選用之前詢
問一下醫生或藥師，這種補品是否適合自己的情況，是否

與自己服用的其他藥物有不良的相互作用，具體怎樣用、用多少等等。

另外，我們還應該注意到，儘管政府對補品市場和補品廣告不斷的加強著管理，但是仍有一些不法之徒在發布不實的補品廣告。因此，我們必須對廣告和補品廣告有一個正確的判斷。

> **健康小提醒**
>
> 健康投資並不等於購買貴的補品。補品若僅僅無益還算幸運，帶來危害就真是「花錢買罪受了」。問題的關鍵是你的身體是否真的需要補，你是否考慮了藥補不如食補，食補不如動補。不要輕信廣告，也不要病急亂投醫，要有自我保護意識，這也是養生應有的知識。

83 捐血後如何進補

近年來，捐血運動非常普及，許多人都不吝於捐出自己的熱血，來幫助別人。但有些人由於缺乏衛生知識，一聽到捐血就感到害怕，其實這種擔心是沒有必要的。義務捐血對捐血者的年齡、體重、身體健康都有很嚴格的要求，只有捐血健康標準合格者才允許捐血，而且一次捐血一般只捐200CC。這200CC還不到全身血量的百分之五，並且捐血後身體會釋放出一部分血液參與血液循環，所以捐血後不會感到有什麼不適症狀，更談不上損害健康

了。

有些人擔心捐血後會引起身體虛弱，因而在捐血後大量服用滋補藥，這樣做其實是不必要的。

捐血後應當適當多吃些瘦肉、動物肝臟、雞蛋、豆製品等富含蛋白質的食物和新鮮蔬菜、水果等富含維生素和無機鹽的食物。但也沒有必要吃得過多，更沒有必要吃大量的補品。

> **健康小提醒**
>
> 補藥的作用是補其不足。從醫療觀點來說，補藥是治療虛症的，虛者補之。只有經過醫生診斷，搞清楚身體哪一部分虧損，什麼性質，再選擇合適的補藥，對身體才有益處。

84 維生素補充太多也無益

最新的研究顯示，維生素和礦物質的攝取不當，同樣會造成許多意想不到的害處。

研究維生素和礦物質對人體影響的美國科學家表示，當一個人並沒有出現嚴重營養問題，也沒有因疾病發生營養嚴重流失時，服用一般的複合維生素即可。但是要注意的是，服用這些維生素類只是一種「保險」，絕對不應成為人體的主要營養來源。一些減肥和健美計畫要求人們高劑量服用某些維生素和礦物質，以此來代替正常的營養攝

取。這種做法會引起許多不良後果。

最易出現問題的是大量服用脂溶性維生素 A、維生素 D、維生素 E 和維生素 C。這類維生素可以在人體的肝臟內儲存較長的時間，所以長期大量服用這些維生素會把有益的營養補充變成有害的毒物。服用過多的維生素 A 會使人出現掉頭髮、噁心、嘔吐和關節疼痛等症狀。同樣，服用過多的維生素 E 可使血液黏稠度降低。維生素 K 還有一些反作用，如能導致血液凝固。如果服用降血脂藥的人同時服用維生素 K，就會產生互相抵消的作用。

維生素 C 可謂是家喻戶曉，無論是商店還是藥店，維生素 C 的飲品和藥品製劑琳琅滿目，不少家長經常給孩子服用酸甜可口的果味維生素 C。他們認為維生素 C 可以預防感冒、增強體質、可使孩子聰明等。其實，人們對維生素 C 還有許多不正確的認識。

美國專家認為，維生素 C 在某些方面對人體有害，不宜濫用。美國賓州州立大學癌症藥理中心的一個研究小組發現，過去被視為可保護 DNA（去氧核糖核酸）的維生素 C，也會誘導出某些成分破壞 DNA。而這些破壞成分，在各種腫瘤中均可以找到。研究結果顯示，維生素 C 並不具有防癌功能，而它所引起的致癌後果可能並不低於它的醫療功能。

臨床顯示，長期過量服用維生素 C 對人體會產生很多的負面影響。主要表現為：可刺激胃腸道黏膜，引起噁心、嘔吐、腹瀉、腹痛、胃酸過多、胃炎或潰瘍病加劇；服用過量還會引起頭疼、皮疹、皮膚紅亮等症狀。此外，服用維生素 C 過多還可能加劇動脈硬化。

健康小提醒

維生素 C 的正常用量為成人每日四十五毫克、兒童每日四十毫克、孕婦及哺乳期婦女每日一百毫克。除疾病治療外，健康的人一般不需服用維生素 C 的藥品製劑。在大劑量服用維生素 C 時，不宜食用甲殼類食物，尤其是蝦，它們含有很高濃度的五價砷化合物，大劑量的維生素 C 可使其轉化為有劇毒的三價砷（砒霜），可致人死亡。

85 人參應該怎樣補

首先，要選擇適合自己服用的人參來適時進補。目前市場上常見的參有生曬參、紅參、野生參、西洋參等。生曬參由鮮參烘乾而成，價格較低，有一定的滋補作用，但容易上火；紅參是由生長期五～六年的生鮮參，經硫磺薰蒸加熱烘乾製成，價格中等，效果因人而異，一般體虛者尤其是單一氣虛者效果較好，但紅參如服用不當，也會產

生「上火」的副作用；野生參或移山參由鮮參烘乾而成，生長期一般超過八年，藥性強，所含人參皂苷較多，但如長時間煎燉則升高血壓的毒性副作用較強；西洋參藥性寒涼，不適合有虛寒症的老年人及婦女使用，也不適宜在秋冬季服用。

其次，要正確認識各種參的服法。大多需煎服的人參不能用壓力鍋蒸煮，用一般容器煎燉的時間也是愈短愈好；人參應以酒浸泡為主；此外，服參的時間要掌握劑量，不可一次過多服用；紅參、野生參更不宜多服；再有，服參的時候不要飲過濃的茶，因為，茶葉中的糅質會影響腸道對人參中的有效成分的吸收。

健康小提醒

作為冬令補品，人參確實對人體有大補作用，但若不熟知參性，不了解人參的服法，不但不能進補，還會收到反效果。

86 對症擇優而食

蔬菜及水果是營養物質的「綠色寶庫」，是人們維持生命的主要滋養來源。對症進食，擇優而食，方可充分利用蔬菜、水果的藥用價值。

＊感冒吃大蒜

為了不讓感冒病毒大規模的襲擊你的身體，趕緊吃一些大蒜會幫助你將沒有完全發作的病毒扼殺在搖籃裡。這是因為大蒜中含有豐富的抗病毒成分，會增強身體的免疫力。所以，在換季的時候，多吃一些大蒜能幫你應付感冒。

＊掉髮吃牛排

經過科學研究發現，吃牛排可以治療禿頭，每次吃飯時千萬別忘了吃點瘦牛肉。經常吃牛肉的人即使不能完全解決掉髮問題，至少可以延緩這一天的到來。

＊心臟病喝蘋果汁

蘋果在所有的水果中「口碑」最好，而且適合不同年齡、不同體格的人。最近，美國加州大學的研究人員又發現了蘋果的另一個優點：常喝蘋果汁會降低心臟病的患病率。這是因為蘋果汁中的抗氧化劑有利於心臟的健康運轉，可減少「壞」膽固醇阻塞血管的時間，從而降低患心臟病的機率。

＊乏力吃香蕉

運動時身體排出大量汗液，在水分流失的同時，身體中很多礦物質也隨著汗水排出體外，主要是鉀和鈉兩種元素。身體中鈉的「庫存」量相對較大，而且鈉也比較容易從食物中得到補充；但鉀元素在體內的含量比較少，因此，運動後更要注意選擇含有豐富鉀元素的食物及時補充。補充鉀最理想的選擇就是香蕉，因為香蕉中含有豐富的鉀元素。在去健身房前，千萬別忘了給自己帶一、兩根香蕉。

＊醉酒喝番茄汁

醉酒嘔吐後一定要及時補充鉀、鈣、鈉等養分。最簡單易行的辦法就是喝些番茄汁，因為番茄汁中豐富的鉀、鈣、鈉成分剛好補充了體內流失元素的不足。

＊打嗝時吃勺糖

在舌頭下面放一勺糖，就能止住打嗝。糖可以刺激喉嚨後側的神經，而一旦神經受到刺激，它會中斷體內的神經信號，其中包括引起打嗝的神經。

＊高血壓喝柳橙汁

愛喝柳橙汁是個好習慣，尤其是對於那些患高血壓的人或是有高血壓家族病史的人來說尤為如此。柳橙汁不僅味美，而且可以治病。因為如果飲食中鉀和鈣的含量增加，血壓就會自然降低。而柳橙汁裡恰恰含有豐富的鈣、鉀和維生素 C。有實驗指出，血液中含充足維生素 C 的人，死於心臟病的可能性要小得多。

＊吃魚治療哮喘

因為魚肉中含有豐富的鎂元素，所以多吃魚類可以潤肺、補肺，從而緩解哮喘病的症狀。對於患嚴重哮喘的病人，醫生建議，最好每日三餐中至少吃一頓的魚類或其他海鮮類食物。另外，在綠色蔬菜中，菠菜也有同樣的功效。

＊蔬菜緩解關節炎

希臘的科學家最近做的實驗指出：綠色蔬菜吃得愈多，患關節炎的可能性就愈小。這是科學家針對三百三十人進行實驗得出的結論。愛吃蔬菜的人，老年患關節炎的可能性是不愛吃蔬菜人的四分之一。因此，為了健康的骨

骼，千萬不要忘記在餐桌上多增些綠色菜餚。

＊視線模糊吃綠色蔬菜

只要睜著眼睛，就隨時有被感染的可能。綠色蔬菜能補充足夠的抗氧化劑，因此可以保護眼睛的健康，讓眼睛免受外界的侵害。所以不妨在每日的飯桌上多一點綠色的蔬菜，例如芹菜、黃瓜等都對健康大有益處。

＊皮膚容易瘀青吃花椰菜

有些人的皮膚一旦受到小小的碰撞和傷害就會變得青一塊紫一塊，這是因為體內缺乏維生素（尤其是維生素K）的緣故。補充維生素K的最佳途徑就是多吃花椰菜。據調查顯示，每週吃幾次花椰菜會使血管壁加厚、加強，而且不容易破碎。

> **健康小提醒**
>
> 日常生活中，人們「對症進食」，就會有益於健康長壽。如果想「吃」好，每個人應該根據自己的年齡、疾病、體質來「對症進食」。

4

聰明飲食，小營養吃出大健康

廚房裡的養生美味細節

健康進補的飲食關鍵

四季養生飲食法

疾病防範與用藥

不同族群的健康養生小祕訣

87 立春飲食注意補充蛋白質

　　蛋白質是構成人體結構的主要成分，其含量約占人體體重的五分之一。肌肉、神經組織中蛋白質成分最多，其他臟器及腺體組織中次之，但含量亦相當豐富。含蛋白質豐富的食物，不僅能產生熱量，還是組成人體免疫球蛋白的重要物質，能發揮提高人體免疫力的作用。

　　從立春開始，陽氣升發，萬物始生，養生也要注意保護陽氣。在飲食調養上，要注意補充身體熱量，多吃一些富含蛋白質的食物。

　　植物性食物中以豆類、花生、肉類、乳類、蛋類、魚蝦類含蛋白質較高，而穀類含量較少，蔬菜水果中更少。米、麵粉所含蛋白質缺少賴氨酸，豆類蛋白質則缺少蛋氨酸和胱氨酸，故進食混合性食物可互相取長補短，大大提高混合蛋白質的利用率，若再適量補充動物性蛋白質，就可大大提高膳食中蛋白質的營養價值。

健康小提醒

立春時節，老人、兒童和身體虛弱者要增加蛋白質的攝取量。兒童在春季生長最快，而蛋白質能促進人體各組織器官的發育，為兒童的快速成長提供營養保障。體質較弱、容易感冒的人也可多吃紅棗、山藥、小米等健脾益氣的食物，同樣能發揮提高免疫力的作用。

　　動物蛋白質所含氨基酸的種類和比例較符合人體需要，所以動物性蛋白質比植物性蛋白質營養價值高。含蛋白質多的動物性食物包括：牛肉、豬肉、雞肉、鴨肉、鵝肉以及蝦、蟹等。

88 春季漸暖，應該吃什麼

　　春天天氣逐漸轉暖，萬物復甦，生機勃勃，也是人體生理機能、新陳代謝最活躍的時期。此時，天氣很不穩定，忽冷忽熱，對於這種天氣，健康的人能夠很快的調適適應，而一些極易舊疾復發、體虛之人，則可以透過適當進補，提高身體抵抗力，使身體得到康復。

　　此時，飲食上可以選擇一些平補的飲食，如蕎麥、米仁等穀物，豆漿、綠豆等豆類，橘子、金桔、蘋果等水果。還可以選擇些性涼的食物熬煮，如梨、蓮藕、薺菜、百合、甲魚等。透過進補這些飲食可以消火，幫助改善體質。

　　一些身體虛弱的人，則需要選擇適當的滋補中藥來調養，如西洋參、龍眼肉、黨參等。食用菌類是春天裡的天然保健營養品，女性們保養身體應多食。如黑木耳、銀

耳、蘑菇、香菇等。

　　總的說來，春天養生以平補為原則，不能一味使用溫熱補品，以免春季氣溫上升，加重身體內熱，損傷到人體正氣。

> **健康小提醒**
>
> 春天百花盛開，空氣中瀰漫著大量的花粉。若有慢性疾病或過敏體質的人，春天一定要忌口，忌服「發物」，如蝦、蟹、鹹菜等食物，否則舊病極易復發。

89　春季養生應先養肝

　　春季，身體陽氣升發，新陳代謝旺盛，故歷代養生家都認為，春宜養陽，而養陽又重在養肝。

　　在中醫學上，肝屬五行之木，與春相應，春木旺，肝主事。從免疫學意義和實踐來看，春季護肝，對於增強身體免疫能力有著重要作用，因此春季護肝尤為重要。

　　肝臟是人體內最大的腺體器官，它具有代謝、分泌膽汁、解毒、凝血、免疫、熱量產生及水與電解質的調節等功能，幾乎所有營養物質的代謝都需要肝臟參與。

　　俗話說：「藥補不如食補」，春季養肝應以食為先。平時要按時進餐，多吃新鮮熟透的水果，在營養的補充方面要注意多吃富含蛋白質、維生素的食物，少食動物脂肪性

食物。鴨血營養豐富，可養肝血而治貧血，是保肝最佳食物之一。

此外，初春時節寒氣較盛，肝陽難以開發。少量飲酒，則可利用其走竄推動的作用，使肝中陽氣升發，更好的發揮養肝護肝的功效。

健康小提醒

養肝還必須調適情緒，保持樂觀、開朗、豁達的情緒，以使肝氣順暢，達到防病保健的作用。

90 春季養生多喝蜜

蜂蜜做為春季首選飲品，應注意沖服，不需煎煮。從冬季的寒冷過渡到春季多風的季節，中醫理論認為：風多易燥，風燥外邪侵襲人體，易入裡化熱，常常表現為咽乾、口渴、便祕，有些體質虛弱的人還可能感染病毒，發生肝炎、肺結核等傳染病。蜂蜜能潤腸通便、潤肺止咳、益氣補中、解毒。《本草綱目》中記載，蜂蜜「安五臟諸不足，益氣補中，止痛解毒，除眾病，和百藥。久服，強志輕身，不饑不老，延年神仙」。

蜂蜜的藥用價值很廣泛，對肝炎、肝硬化、肺結核、

神經衰弱、失眠、便祕、胃及十二指腸潰瘍等都有良好的
輔助治療作用。

＊潤腸通便

用於津虧血虛所致之腸燥便祕，常單用內服或做栓劑
納入肛內。

＊潤肺止咳

用於肺燥乾咳、肺虛久咳、咽乾口燥等症，叮單用或
與沙參、生地等搭配。

＊益氣補中

用於慢性衰弱性疾病如慢性肝炎、潰瘍病、肺結核
等，有良好的輔助
治療作用。

> **健康小提醒**
>
> 蜂蜜是春季最理想的保健飲品。每天早晚
> 沖上一杯蜂蜜水，簡單易行。

91 春季應該慎食海產

春季是急性痢疾病患的好發期，據統計發現，百分之
七十的患者是因為吃海產引起的，這是為什麼呢？

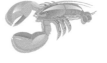

海產在打撈上岸之前，自身就已經受到不同程度的污染。特別是螃蟹、貝類等，喜歡在海泥裡尋找浮游生物為食，由於浮游生物本身受到污染，當被螃蟹、螺、貝類食用後，就可能帶有毒素和細菌。

海產被打撈上岸後，由於運輸工具不衛生，包裝不科學，也很容易受到污染。在加工過程中，螃蟹、貝類的排泄物深藏在殼裡，很難清洗乾淨，細菌很難被澈底殺死，人大量食用後，極易引發痢疾。

因此，我們要注意，當品嘗鮮美的海產時，一定要當心，千萬不要貪嘴，謹防病從口入。

健康小提醒

春季是海產生長的淡季，人們在這個時候食用的海產大都是經冷凍存放時間較長的。海產存放時間過長，就容易腐敗變質。而且變質後的有毒物質，即使經過加熱也不能澈底破壞其毒害性。人們食用後，毒性物質經腸道進入血液，便會危害身體的健康。

92 春季食補勝過藥補

藥補與食補有所不同，藥補是運用補益的中藥來治療人體的虛弱不足。而食補是指應用食物的營養來預防疾

病，延年益壽。

食補勝於藥補，俗話說：「是藥三分毒」，吃藥的同時也會對身體產生某些損害。食補既方便又實惠，人們樂於接受，一般沒有副作用，而且可發揮藥物起不了的作用。

春季食補應以耐寒高熱量的食物為主，因為早春時節，乍暖還寒，氣溫仍較低。此時人體為了保持一定的熱量，必須增加體內糖、脂肪和蛋白質等物質的分解，以產生更多的能量。除穀類製品可以補充身體熱量外，還可以選擇補充些雞蛋、魚類、豆製品、黃豆、芝麻、花生等食物。以上食物中含有的蛋氨酸可以增強人體的耐寒能力。

健康小提醒

春季食補宜選用較清淡溫和且扶助正氣、補益元氣的食物。

偏於氣虛的，可多吃一些健脾益氣的食物，如米粥、紅薯、山藥、土豆、雞蛋、雞肉、牛肉、瘦豬肉、鮮魚、花生、芝麻、紅棗、栗子、蜂蜜、牛奶等。

偏於氣陰不足的，可多吃一些益氣養陰的食物，如紅蘿蔔、豆芽、豆腐、蓮藕、荸薺、百合、銀耳、蘑菇、鴨蛋、鴨肉、兔肉、蛙肉、龜肉、甲魚等。

93 春季飲食宜清淡

中醫認為，「春日宜省酸增甘，以養脾氣」。這是因為春季肝臟氣最旺，易出現脾胃虛弱病症，多吃酸味食物會

使肝臟功能偏亢。故春季飲食宜清淡可口，忌油膩、生冷及刺激性食物。

提倡清淡飲食並不排除葷食，完全素食更不應該，太素的飲食難於滿足身體的需要，故淡、葷、素應搭配食用，以易消化為原則。

春季飲食可以多選用些既利於升發又富營養之品，如黃豆芽、綠豆芽、柑橘、蔥、蒜、香菜、蜂蜜之類。

由於冬季新鮮蔬菜較少，攝取的維生素不足，所以春季還應多吃些新鮮蔬菜，如春筍、菠菜等，將聚積整個冬天的內熱散發出去。

健康小提醒

春季飲食忌吃油膩、生冷、黏硬食物。過敏體質者，還應禁食羊肉、蟹等含異性蛋白的刺激性食物，防止發生過敏反應。

94 春天常吃四種食物抗過敏

春天是百花盛開的季節，各種花的花粉會在空氣中形成一種漂浮物，一些過敏性體質的人吸入後就會引起皮膚過敏。春天常吃四種食物可發揮抗過敏的功效。

＊蜂蜜

每天喝一匙蜂蜜就可以遠離傷風、氣喘、搔癢、咳嗽及乾眼等季節性過敏症狀。蜂毒是蜜蜂體內的一種有毒液體，在臨床上被用於支氣管哮喘等過敏性疾病的治療。蜂蜜裡面含有一定的花粉粒，經常喝會對花粉過敏產生一定的抵抗能力。

＊紅棗

紅棗中含有大量抗過敏物質——環磷酸腺苷，可阻止過敏反應的發生。凡有過敏症狀的患者，可以經常服用紅棗。

方法：紅棗十枚，水煎服，每日三次。生食紅棗，每次十克，每日三次。紅棗十枚，大麥一百克，加水煎服，日服兩～三次。以上均服至過敏症狀消失為止。紅棗水煎時扳開煎為好，煎熬時不宜加糖。

＊紅蘿蔔

紅蘿蔔中的 β-胡蘿蔔素能有效預防花粉過敏症、過敏性皮炎等過敏反應。

＊金針菇

經常食用金針菇有利於排除重金屬離子和代謝產生的毒素和廢物，能有效的增強身體抵抗活力。金針菇菌柄中含有一種蛋白，可以抑制哮喘、鼻炎、溼疹等過敏性病症，沒有患病的人也可以透過吃金針菇來加強免疫系統。

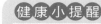

健康小提醒

春天是過敏性體質的人應注意起居的季節，否則易導致過敏性疾病的發生。

95　春季食物的宜與忌

一般人向來重視飲食的宜忌。那麼春季的飲食宜忌是什麼呢？以下這些食物適宜春季吃。

＊山藥

具有健脾、補肺、固腎、益精等多種功效。並且對肺虛咳嗽、脾虛泄瀉、腎虛遺精、女子帶下及小便頻繁等症，都有一定的療補作用。

＊豌豆苗

豌豆苗是時令性蔬菜，對高血壓、糖尿病患者來説，榨取鮮汁飲用，最為適宜。

＊春筍

蘆筍所含蛋白質、碳水化合物、多種維生素和微量元素的品質優於普通蔬菜。經常食用對心臟病、高血壓、心動過速、疲勞症、水腫、膀胱炎、排尿困難等病症有　定的療效。

＊韭菜

韭菜性溫，味辛甘，入肝、脾、胃、腎經，有溫補肝腎、助陽、固精的作用。韭菜溫而益人，以初春早韭和即將下市的韭菜最好。

＊香椿葉

具有消風、解毒、健胃理氣之功。春令時菜，食其嫩葉，入饌甚

健康小提醒

早春仍有冬日餘寒，應順應春升之氣，多吃些溫補陽氣的食物，如韭菜、大蒜、洋蔥、蒟蒻、大頭菜、芥菜、香菜、生薑、蔥。這類蔬菜均性溫味辛，既可疏散風寒，又能抑殺潮溼環境下孳生的病菌。

香，常做涼拌豆腐、炒雞蛋食用。

依據中醫理論，春季也有些應忌食的物品，如春三月忌吃羊肉、鵪鶉、蝦及辛辣物等。

96 春季適宜吃什麼蔬菜

早春時節，氣候由寒轉暖，溫差較大。由於寒冷的刺激會使體內的蛋白質分解加速，導致身體抵抗力降低而致病，人體為了禦寒需要消耗一定的能量來維持基礎體溫。

另外，細菌、病毒等微生物開始繁殖，活力增強，容易侵犯人體，所以，在飲食上應注意攝取足夠的維生素和無機鹽。

根據春天的季節特點，應選擇吃下列蔬菜：

春季宜多吃富含維生素 A 的黃綠色蔬菜，因為其具有保護和增強上呼吸道黏膜和呼吸器官上皮細胞的功能，如紅蘿蔔、莧菜等。

春季宜多吃富含維生素 C 的新鮮蔬菜，因為其具

> **健康小提醒**
>
> 春季的野菜富含豐富的蛋白質、礦物質和微量元素等營養，但不要貿然採摘，一定要對其了解充分再做嘗試。

有抗病毒作用，如小白菜、油菜、彩色甜椒、番茄等。

　　春季可多吃富含維生素 E 的蔬菜，因為它可以提高人體免疫功能，增強抗病能力，如高麗菜、花椰菜等。

97 初春吃什麼可殺菌

　　初春是冬春的換季時期，此時天氣乍暖還寒，氣候乾燥多變。由於人體免疫力的下降，很容易造成流感、流行性腦膜炎、麻疹、猩紅熱、肺炎等疾病的發生。而多吃殺菌食物有提高人體免疫力的功效，同時還能祛陰散寒。眾所周知，蔥、薑、蒜、韭菜等溫性食物具有很好的殺菌功效。

　　初春多吃蔥可以預防感冒，因為蔥裡的蔥辣素具有較強的殺菌、抑菌作用；大蒜中的大蒜素也有很好的殺菌作用，能殺滅多種病菌，所以初春多吃大蒜也可以提高人體的免疫力；韭菜含有豐富的蛋白質、維生素 A、鈣、磷等，初春多食同樣具有很好的殺菌功效。

　　此外，多吃富含維生素 C 的食物也能提高免疫力，它們不僅可幫助維持呼吸道黏膜的完整性，構成抵禦呼吸道感染的屏障，而且對冬春時節因多風和氣候乾燥引發的

鼻子出血等症狀也有一定的預防作用。

白蘿蔔、青椒、高麗菜等都是富含維生素 C 的溫性食物，這個季節不妨多吃一點。

149

> **健康小提醒**
>
> 黃瓜、冬瓜、綠豆芽等屬寒性食物，會阻礙體內陽氣的升發，不利於春季身體的運作，要少吃。

98 小暑最適合吃什麼

「小暑」開始於每年的農曆七月七日，它是反映夏日暑熱程度的一個節氣，「暑」本身就是炎熱的意思。在此節氣裡，暑氣上升，氣候炎熱，但還沒有熱到極點，是消化道疾病多發的時節。

小暑期間，在飲食調節上要改變飲食不節，飲食不潔，飲食偏嗜的不良習慣，冷飲冷食不宜過多，一切都應以適量為宜。

炎熱的天氣會使人們的食慾減退，此時飲食應以清淡芳香為主，因為清淡易於消化，芳香刺激食慾。小暑進補要能使體內陽氣向外宣洩，這與情志調節一樣，才能與「長夏」之氣相適當。

天熱宜喝粥，用荷葉、土茯苓、扁豆、薏米、豬苓、澤瀉、木棉花、燈芯花等材料煲成的消暑湯或粥，或甜或鹹，非常適合此節氣食用。此外多吃水果也是有益的防暑方法。

小暑常吃的食物有炒綠豆芽，它有清熱解毒的功效；素炒豆皮，具有補虛、止汗的功效；蠶豆燉牛肉，具有健脾利溼，補虛強體的功效；西瓜番茄汁，具有清熱、生津、止渴的功效。

> **健康小提醒**
>
> 除了吃之外，在小暑節氣裡，人們應該早睡早起，適當活動，如游泳。古人在此節氣云：「聽曲消愁，有勝於服藥矣。」所以，聽悠揚舒緩的音樂對人體都是一種良性刺激，能改善大腦及系統功能，協調各系統器官的正常活動，促進血液流通，增加消化液的分泌，還能提高人的修養。

99 夏天牛奶別冰凍

夏季，為了防止牛奶變質，有人喜歡將牛奶放在冰箱內冰凍保存。殊不知，這樣不但破壞了牛奶的營養價值，而且加快了牛奶的腐敗變質。

當牛奶凍結時，是由外向裡凍，裡面包著乾物質（蛋白質、脂肪、鈣）。隨著冰凍時間的延長，乾物質含量相

應增多，而乾物質又不結凍，這時奶塊外層色淺，裡面色深，解凍後，奶中蛋白質易沉澱、凝固而變質。

太過於冰冷的牛奶會破壞蛋白質，但稍冷的牛奶營養價值並未減低，另外日光、燈光也會破壞牛奶的維生素營養。

牛奶放在溫度高的地方，一小時內品質就會變壞，所以鮮奶應立刻放置在陰涼的地方，最好是放到冰箱裡二～三度C冷藏。但不要長時間放在冰箱裡。

> **健康小提醒**
>
> 營養學家特別指出，選購牛奶要注意選擇品牌企業生產的「無抗奶」，即不含四環素、土黴素等抗生素的牛奶，以避免人體產生耐藥性和抵抗力降低等不良影響。

100 夏季防暑食為「寶」

炎炎夏日，酷暑難耐。人們往往把果汁、冰品等冷飲、冷食做為解暑降溫的寶貝。其實，夏季防暑降溫的寶貝應該是以下幾種：

＊鹽開水

中醫稱「白開水是百藥之王」。從營養學觀點來看，任何含糖飲料都不如白開水的價值大，因為純淨的白開水進入人體後能很快被胃吸收，進入血液循環發揮新陳代謝的功能，同時調節體溫、清潔人體內環境。喝白開水應選擇沸騰後自然冷卻的新鮮涼開水（二十～二十五度 C），這種白開水具有特異的生物活性，容易透過細胞膜進入細胞內，很快被吸收利用。喝白開水時最好加些鹽。夏季高溫，出汗過多，體內鹽分減少，體內的滲透壓就會失去平穩，出現中暑，而多喝些鹽開水或鹽茶水，可以補充體內失掉的鹽分，從而達到防暑的功效。

＊茶水

有經驗的保健醫生常指導人們用喝茶的方式補鉀。鉀是人體內重要的微量元素，鉀能維持神經和肌肉的正常功能，特別是心肌的正常運動。如果缺鉀，人就會感到倦怠乏力，且耐熱能力降低。缺鉀嚴重時，會導致心律失常和全身肌無力。科學分析表明，茶葉含鉀較多，約占其比重的百分之一‧五左右。鉀容易隨汗水排出，溫度適宜的茶水應該是夏季必選飲品。

＊醋

　　夏季人們飲水較多，胃酸相應減少，使食慾減退。
適量食醋可增加胃酸的濃度，生津開胃，幫助消化。如果
在烹調時加些醋，可使胃酸增多增濃，從而增加食慾。夏
季是腸道傳染病流行季節，吃醋還能提高胃腸道的殺菌作
用。另外，如在烹飪時加入幾滴醋，就會減少蔬菜中維生
素 C 的損失，而且有利於食物中鐵質的吸收。

＊綠豆湯

　　綠豆湯有獨特的消暑清熱功效。中醫認為，綠豆具有
消暑益氣、清熱解毒、潤喉止渴、利水消腫的功效，能預
防中暑。有關實驗證實，綠豆對治療動脈粥樣硬化、減少
血液中的膽固醇及保肝等均有明顯作用。唯一不足之處是
綠豆性太涼，體虛者不宜食用。

＊苦瓜

　　有人把西瓜當成夏日解暑的珍寶，其實從理論上說，
最開胃爽口、祛暑清心的瓜類食物卻是苦瓜。苦瓜因其味
苦而清香可口，被人們視為難得的食療佳蔬。中國自古就
有「苦味能清熱」、「苦味能健胃」的經驗之談。尤其到了

炎熱夏天，人們都用苦味食物祛暑熱解勞乏。中醫認為，苦瓜味苦，性寒冷，能清熱瀉火。苦瓜的微苦滋味，能刺激人體唾液、胃液分泌，使食慾大增，清熱防暑，因此，夏食苦瓜正相宜。用鮮苦瓜搗汁或煎湯，對肝火目赤、胃熱煩渴、胃脘痛、溼熱痢疾等病症，皆為輔助食療佳品。

> **健康小提醒**
>
> 此外家裡最好備有一些解暑藥，例如清涼油等，能幫助舒緩夏季因高溫引起的頭痛、頭暈、噁心、腹痛、水土不服等症。

101 夏季有「火」如何滅

* 兒童易發肺火

夏天，小孩「火大」，容易感冒咳嗽以及腹瀉。專家認為這是由於肺衛感受外邪所致，因為夏季兒童肺衛正氣不足，陰陽容易失於平衡。所以，夏季父母應該注意給孩子多飲水，多吃蔬菜和水果，少吃肉類及巧克力等熱量高的食物。

＊青年易發肝火

夏天，青年易生肝火，從而誘發多種疾病。一般來說，肝火旺盛時常伴有性急易怒，便祕。肝火旺盛須對證治療，飲食上要多吃具有養肝、健脾胃作用的食物，少吃酸味食物。同時，還要注意不吃過膩過酸及煎炸食物。

＊中年易發胃火

中年人壓力很大，容易傷肝化火，火邪及胃，易發胃火。有胃火的人一般有胸脅脹滿，多食善饑，口渴喜冷飲，心悸失眠等症狀。有胃火的人在飲食上要增加黃綠色蔬菜與時令水果的攝取。

＊老年易發腎陰虛火

夏天陽氣旺盛，容易導致老年人腎陰虧虛，從而出現腰膝痠軟，心煩，心悸汗出，失眠，入睡困難等虛火症狀。有腎陰虛火的人在飲食上應少吃刺激性及不易消化

健康小提醒

夏季，女性情緒容易不穩定，特別是更年期的婦女，當其突受情緒刺激時會出現煩躁不安，不能入睡的症狀，這是女性出現心火的表現。針對這一情況，女性在飲食上應多食酸棗、紅棗、百合等滋養心腎之品。

的食物，多食富含維生素 B 群、C 及富含鐵等食物，多吃清淡滋補陰液之品。

102 綠豆湯怎樣熬營養更高

綠豆是傳統的豆類食物。中醫認為，綠豆性味甘涼，入心、胃經，適用於熱病煩渴、瘡癰腫毒及各種中毒等，所以，綠豆是夏日解暑除煩，清熱生津之佳品。

夏天，很多人喜歡在家裡熬點綠豆湯，但熬綠豆湯時間的長短很有講究。如果想消暑，熬十分鐘左右，只喝清湯就可以了；要想解毒，則要熬的時間長點，最好將豆子一起吃下。

綠豆的清熱之力在皮，解毒之功在內。因此，如果只是想消暑，煮湯時將綠豆淘淨，用大火煮沸，不要久煮。這樣熬出來的湯，顏色碧綠，比較清澈。

如果是為了清熱解毒，最好把豆子煮爛。這樣的綠豆湯色澤渾濁，消暑效果較差，但清

健康小提醒

綠豆與其他食物一起烹調，解毒消暑功效會更好，如欲防中暑可以喝綠豆銀花湯：綠豆一百克、金銀花三十克，水煎服用。不過，綠豆性涼，脾胃虛寒、腎氣不足、腰痛的人不宜多吃。

熱解毒作用更強。

103 夏天多吃醋，可防腸胃炎

　　夏季是腸胃炎的好發季節，在炎熱的盛夏，不少人尤其是兒童由於缺乏良好的衛生習慣，不注意喝了不乾淨的水，吃了變質的食物，造成胃腸功能紊亂，引起嘔吐、腹瀉甚至脫水休克，嚴重危害身體健康。

　　腸胃炎是夏季一種常見的多發病，也是極易傳染的疾病，一個人染病後，會在短時間內導致整個家庭成員或其他密切接觸者被感染。

　　醋對許多有害微生物，如葡萄球菌、傷寒桿菌、赤痢菌等有明顯的抑制殺滅作用。醋中含有豐富的有機酸，多達二十餘種，有瀉肝、收心、補肺的作用。夏季天氣炎熱，容易讓人覺得渾身乏力，免疫能力下降。吃涼拌菜或炒菜時加點醋，不僅味道更鮮美，還能產生殺菌消毒

健康小提醒

醋中含有大量的醋酸，因此吃時要注意適量，不宜大量食用。每人每天食用醋量最好在二十～四十克之間，最多不要超過一百克，年紀大和身體比較虛弱的人更應該酌情減量。而且醋不能在空腹的時候食用，患有膽囊炎、腎炎、低血壓、膽石症、骨損傷等病症的人也要忌食。

的作用,有效的避免腸胃道病菌的傳染。

此外,做菜時多加點醋不僅能增進食慾,還能發揮緩解疲勞、預防高血壓、增進食慾、幫助消化的作用。

104 立秋要先調脾胃再進補

立秋以後,許多人就開始了自己的進補計畫,不過進補也要因時、因地、因人制宜。秋季雖非常有必要進補,但秋季進補之前重要的是先調理脾胃。因為經歷了一個夏天,人體存在不同程度的脾胃功能減弱,同時調理脾胃還要因人而異。如果剛立秋就忙著進補,不僅達不到應有的效果,還會生出諸多弊端。

因為在人體脾胃功能減弱的情況下,若大量進食補品,特別是過於滋補的養陰之品,會進一步加重脾胃負擔,使處於「虛弱」狀態的胃腸無法承受,導致消化功能紊亂,出現腹脹、厭食、腹痛、腹瀉等症狀。

對於脾虛的人,進補前不妨適度吃點健脾和胃的食物,以促進脾胃功能的恢復,如茯苓餅、芡實、山藥、豇豆、小米等等。

胃火旺盛的人在進補前一定要注意清泄胃中之火。適

度攝取些苦瓜、黃瓜、冬瓜、苦菜、苦丁茶等,待胃火退後再進補。

老年人及兒童的消化能力較弱,胃中常有積滯宿食。他們在進補前不妨適量吃點山楂、白蘿蔔等消食、健脾、和胃的食物。症狀嚴重者可在醫生的指導下服用保和丸、香砂養胃丸等。

> **健康小提醒**
>
> 專家提醒,秋季盲目進補會導致失眠、流鼻血、消化道出血等症狀,甚至會損害肝功能。
> 除陽虛體質者外,立秋後不要過多食用溫熱的食物或藥物,如羊肉、人參、鹿茸、肉桂等,否則極易加重秋燥。

105 冬季止咳五道食療佳品

在感冒好發期,很多人,尤其是許多小朋友患了感冒出現咳嗽等症狀但不愛吃藥,這時食療法其實也是不錯的選擇。除了止咳佳品香梨之外,白果仁、百合也能有效治療咳嗽。在這裡向大家介紹四種既好吃療效又好的食療佳品。

＊羅漢雪梨飲

　　將乾淨的羅漢果一個、雪梨兩個放進砂鍋中，加入淨水，放在火上，先用大火，待其開鍋後，改微火，煮二十～三十分鐘，將水瀝乾，待其溫度適宜，即可飲用。

　　功效：羅漢果性味甘涼，具有止咳定喘、解熱抗癆、清涼解暑的功效，與清熱養胃、滋陰潤肺的雪梨配在一起，其養陰清熱止咳的作用更強。適用於急慢性咽炎、咳嗽等病，除此之外，單用一味羅漢果，用開水泡半小時後，代替茶飲，對咽炎、喉炎、支氣管炎的咳嗽，亦有一定的效果。

＊蒸梨

　　將梨洗淨去核，再取川貝母三克、百部六克、陳皮六克洗淨後，放入梨心中，上鍋蒸熟，每日食用一個，蒸梨止咳化痰，對支氣管炎的咳嗽、有痰不易咳出等症狀有較好的療效。

　　功效：梨性甘，味微酸涼，可生津潤燥、清熱化痰；川貝母潤肺止咳化痰；百部潤肺止咳；陳皮理氣調中、燥溼化痰。

＊三仁粥

選上好白果仁五克、甜杏仁十克、胡桃仁十克、粳米十克。先將三仁洗淨，放入鍋中加水煮二十分鐘，再將粳米放入，再煮至米熟，即可食用，加少量冰糖亦可。

功效：白果性味甘苦，斂肺氣，定喘咳，還可止遺尿；甜杏仁潤肺止咳；胡桃仁補腎固精、潤肺定喘；粳米養胃調中。

＊銀耳百合飲

取白木耳十克，清水泡發十二小時，放入碗中，加冰糖二十克、百合十克，將碗放入蒸鍋中，隔水燉一小時，拌入蜂蜜，每日晨起空腹食用。

功效：潤肺止咳平喘，適用於乾咳少痰、咽乾氣喘的咳喘病人。

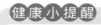

健康小提醒

冬天是慢性支氣管炎易發病的季節，應注意保暖，預防感冒。

106 冬季最適合喝哪些湯

＊多喝雞湯抗感冒

　　冬季喝雞湯可加快咽喉部及支氣管黏膜的血液循環，增強黏液分泌，及時清除呼吸道病毒，促進咳嗽、咽乾、喉痛等症狀的緩解，對感冒、支氣管炎等防治效果獨到，特別有益於體弱多病者。

＊常喝大骨湯抗衰老

　　五十～五十九歲這個年齡層，是人體微循環由盛到衰的轉折期，老化速度快，如果中老年人不注意保養，皮膚常常會變得乾燥、鬆弛、彈性降低，出現皺紋，常有頭暈、胸悶、神經衰弱等不適。這些都是微循環障礙的結果。大骨湯中的特殊養分以及膠原蛋白等可疏通微循環，從而改善上述老化症狀。

＊多喝麵湯可增強記憶

　　乙醯膽鹼是一種神經傳遞物質，可強化人腦記憶功能，大腦中若乙醯膽鹼不足，記憶力就會大大削弱。而補

充腦內乙醯膽鹼的最好辦法就是多吃富含卵磷脂的食物，麵條即其中之一。卵磷脂有一個特點，極易與水結合，故煮麵條時，大量的卵磷脂溶於湯中，因此，多喝麵湯可補腦。

＊喝魚湯可防哮喘

　　魚湯中含有一種特殊脂肪酸，具有抗炎作用，可阻止呼吸道發炎，防止哮喘病發作。每週喝兩～三次魚湯，可使因呼吸道感染而引起的哮喘病發生率減少百分之七十五。喝魚湯可防哮喘，而用鮭魚、鮪魚、鯖魚等多脂鮮魚熬湯，防哮喘效果更好。

＊喝菜湯可增強人體抗污染能力

　　蔬菜湯有「最佳人體清潔劑」的美稱，因為各種新鮮蔬菜含有大量鹼性成分，並溶於湯中，喝蔬菜湯可使體內血液呈弱鹼性，並使沉積於細胞中的污染物或毒性物質重新溶解，隨尿排出體外。

＊喝海帶湯可使人體新陳代謝增強

　　海帶是一種含碘非常高的食物，而碘元素有助於甲狀腺激素的合成，此種荷爾蒙具有產熱效應，透過加快組織

細胞的氧化過程提高人體基礎代謝，並使皮膚血流加快，從而促進人體的新陳代謝。

健康小提醒

因為冬季人們大部分時間都在室內度過，再加上冬季空氣乾燥，人們活動量相對不足，非常容易造成體內積熱不能適當散發。過多的食用羊肉等溫熱性的食物，非常容易出現「上火」的症狀。而上述湯類，則有補而不燥的特點。

107 冬天牛尾湯怎樣做才好喝

冬天，不少餐廳會做牛尾湯，很受人們歡迎。配料也各異，像人參、海參、白蘿蔔等。牛尾湯自己在家做，味道也可以不比餐廳做得差，做法如下：

(1)浸泡。買了牛尾後，讓肉飯老闆幫忙剁成三公分左右的小段。回家後放在涼水中浸泡兩、三個小時（中間常換水），有條件的多泡些時間，把殘餘血分泡出來。

(2)汆燙。放進鍋內加涼水沒過骨頭中火燒開，撇去浮沫，撈出牛尾。

(3)做高湯。鍋刷乾淨重新裝上水，大火燒至和取出的牛尾大致相同的溫度，把牛尾下鍋，加花雕酒、薑塊、八角適量，大火燒沸，轉小火燉三小時左右。如果晚上做，

可以放在電鍋裡保溫，一晚上就可以了。

⑷做牛尾湯。高湯做好後，除非你能一次喝完，否則盡量不要加食鹽、胡椒和其他調料以及輔料。吃的時候，適量牛尾骨和高湯，加自己喜歡的輔料和調料煮開調味就可以了。

> **健康小提醒**
>
> 用陶瓷鍋來做湯和電鍋都不錯，最好不要用鐵鍋做高湯，否則高湯易發黑，影響視覺和味覺。如果時間來不及的話，可以用快鍋做，可能口味會略差些。

108 冬季吃什麼可養胃

俗話說，胃病「三分治，七分養」。食物在消化的過程中會對黏膜造成機械性的損傷，保持有節制的飲食是治療胃病的關鍵。

冬季，有胃病的人要選擇多吃一些可以養胃的食物，如小米、南瓜、菠菜、紅蘿蔔等。小米有暖胃、安神的功效；南瓜性溫，味甘，其所含果膠能促進膽汁分泌，加強胃腸蠕動，幫助食物消化，具有保護胃腸道黏膜，免受粗糙食物刺激，促進潰瘍面癒合的作用，非常適宜於胃病患者。

木瓜適合胃的脾性，可以當作養胃食物，不過對於胃酸較多的人，不要使用太多。而且，一定要記住，胃喜燥惡寒，除了冰的東西以外，其他寒涼的食物像綠豆沙等也都不宜多吃。

健康小提醒

胃病是一種慢性病，不可能在短期內治好。養好你的胃關鍵是要養成良好的生活習慣：少吃多餐，忌暴飲暴食；戒吃辛辣、油炸、煙燻食物等，不吃過酸、過冷等刺激強烈的食物；不飲酒，少飲濃茶、咖啡等。

109 冬天吃蒜可預防感冒

大蒜有抗病毒及消炎的作用，在臨床上也常常被用於防治傳染病和消化道疾病。大蒜素是一種注射液，其治病原理就是利用了其消炎的作用。在冬天裡經常吃幾瓣蒜，既能預防又能在一定程度上治療感冒。

大蒜用於對抗感冒，主要是應用了它的抗病毒功用。如果感冒還處在最初的階段，比如出現了喉嚨痛、流鼻涕等症狀，及時吃些大蒜也能夠產生促使身體發汗的作用，將感冒病毒「扼殺在搖籃中」。

在冬天，經常喝點大蒜湯，能夠有效對抗感冒。其做

法是將三瓣大蒜、
三片生薑、一小撮
茶葉，加上少許紅
糖或三、五個紅棗
混在一起，水煮至
熟即可。

健康小提醒

專家提醒，在食用大蒜時要注意食用量，
生吃不能過多，一般一天最多不超過兩、
三瓣，否則就會引起胃部不適。如果想要
多吃一些，就可以採用把大蒜煮熟的辦法。

110 冬季巧做臘八粥

「臘八粥」的主要原料為穀類，常用的有粳米、糯米
和薏米。粳米含蛋白質、脂肪、碳水化合物、鈣、磷、鐵
等成分，具有補中益氣、養脾胃、和五臟、除煩止渴、益
精等功用；糯米具有溫脾益氣的作用，適於脾胃功能低下
者食用，對於虛寒泄瀉、虛煩口渴、小便不利等有一定輔
助治療作用；中醫認為薏米具有健脾、補肺、清熱、滲溼
的功能，經常食用對慢性腸炎、消化不良等症有良效，並
有預防高脂血症、高血壓、中風及心血管疾病的功效。

豆類是「臘八粥」的配料，常用的有黃豆、赤小豆。
黃豆含蛋白質、脂肪、碳水化合物、粗纖維、鈣、磷、
鐵、胡蘿蔔素、硫胺素、核黃素、尼克酸等，營養十分豐

富，並且具有降低血中膽固醇、預防心血管病、抑制多種惡性腫瘤、預防骨質疏鬆等多種保健功能；赤小豆含蛋白質、脂肪、碳水化合物、粗纖維、鈣、磷、鐵、硫胺素、核黃素、尼克酸等，中醫認為本品具有健脾燥溼、利水消腫之功，對於脾虛腹瀉以及水腫有一定的輔助治療作用。

不可小看「臘八粥」中果仁的食療作用，花生和核桃是不可缺少的原料。花生有「長生果」的美稱，具有潤肺、和胃、止咳、利尿、下乳等多種功能。核桃仁具有補腎納氣、益智健腦、強筋壯骨的作用，還能夠增進食慾、烏鬚生髮；核桃仁中所含的維生素 E 更是醫藥學界公認的抗衰老藥物。此外，紅棗也是一種補氣養血、健脾的食療佳品，對脾胃虛弱、血虛萎黃和肺虛咳嗽等症有一定療效。

對於高血壓患者，不妨在粥裡加點白蘿蔔、芹菜；對於經常失眠的患者，如果在粥裡加點龍眼肉、酸棗仁，將會發揮很好的養心安神的作用；何首烏、枸杞子具有延年益壽的作用，對血脂也有輔助的調節作用，是老年人的食療佳品；燕麥具有降低血中膽固醇

健康小提醒

臘月初八，不少人還保留著喝臘八粥的習俗。如今超市裡有配好了的臘八粥原料，但您如果根據自己的飲食習慣以及身體狀況選擇臘八粥的配料，熬出的臘八粥會獨具特色。

濃度的作用，食用燕麥後可減慢血糖值的上升，因此對於糖尿病以及糖尿病合併心血管疾病的患者，不妨在粥裡放點燕麥。

111 常喝大米粥有益於預防感冒

氣溫不穩定，添減衣服過快等，都易引發感冒。預防感冒除了在生活起居上多加注意保養身體外，正確的飲食也可發揮預防感冒的作用。

平時多喝大米粥，有利於感冒的預防。因為大米粥在熬製的過程中，大米中的蛋白質和澱粉以及其他微量元素大部分都會分解進入水中。一碗大米粥下肚，會覺得通體舒暢。

即使已經感冒了，多喝大米粥同樣有益，它可促進感冒的治癒。因為喝大米粥有助於發汗、散熱、祛風寒等功效。感冒後人的胃口較差，腸胃消化系統不好，喝大米粥可以促進吸收。

另外，有些藥

健康小提醒

有些人認為，勾芡後煮出來的大米粥更加黏稠好吃，口感又好。其實這是一種錯誤的做法。在鹼性環境中加熱大米，會使其中大部分或全部的維生素 B1 受到破壞，失去活性，破壞營養。

對腸胃的刺激也很大,喝大米粥可以發揮保護胃黏膜的作用。

5

聰明飲食，小營養吃出大健康

廚房裡的養生美味細節

健康進補的飲食關鍵

四季養生飲食法

疾病防範與用藥

不同族群的健康養生小祕訣

112 用藥不必一味用新藥

近年來，新藥可謂層出不窮。研製出的新藥大部分會比同類型的老藥療效高出許多倍，其不良反應要比老藥少許多。但並非所有的新藥都是如此。

對一些沒有用藥經驗的醫生或患者來說，若盲目使用新藥，可能難以辨別不良反應，這種疏忽可能會導致嚴重後果。如以往生產的一些含有PPA（Phenylpropanolamine）的感冒藥物，早期出現不良反應沒有被重視，因而應用非常廣泛，但經過大量的觀察發現可導致高血壓、腦出血等，因而這種含有PPA的抗感冒藥被停用。

而老藥有的經過幾十萬甚至上百萬人使用，得到了廣泛的認可，如阿斯匹靈，使用了一百多年，儘管也存在一些不良反應，但由於療效肯定，安全性較高，在臨床使用上卻愈來愈熱門。

還有一些老藥因為有了新的用途而更具魅力，如阿斯匹靈，最初用於解熱鎮痛、抗風溼，現在用於防治心腦血管疾病；再如用於治療心絞痛的消心痛，現在還用於治療頑固性打嗝、支氣管哮喘、咯血、急性肺水腫、門脈高壓

等疾病。

由此可見，用藥不能趕時髦，要聽專家的意見，不要輕信誇大療效的新藥廣告。

> **健康小提醒**
>
> 一次服藥的種類最好不超過三種，用藥的時間、劑量也需要更精細。而且不能在治療同一種病時頻繁更換藥品。

113 中藥泡茶不宜常服

由於喝茶的好處很多，人們都喜歡喝茶，這是無可厚非的。近年來，把中草藥當茶飲也成為一種時尚，有人嗓子痛，就在茶中放點彭大海，以清熱利咽；有人血壓、血脂高，常喝用決明子泡的茶；有人心臟不大好，就常喝銀杏葉茶；枸杞子有補血滋陰的作用，喝枸杞子泡茶的人就更多了。但是藥學專家提醒人們，有些乾燥花、中草藥當茶飲用對身體並無大礙，但卻不能常服。

藥物是用來治病的，任何中藥都有一定的毒性，千萬不可長期服用，正如《黃帝內經》所說：「久而服之，夭之由也。」儘管你服的中藥是針對你的病症而選用的，亦不可長久服用，病差不多好了，便可停藥。

運用中藥泡茶進行保健養生，必須因人、因時、因地制宜，絕對不能隨意喝之。如彭大海是純粹的中藥，但長期飲用會產生大便稀薄、胸悶等副作用，特別是老年人突然失音及脾虛者更應慎用。

甘草有補脾益氣、清熱解毒等功效，但長期服用會引起水腫和血壓升高。

決明子雖然有降血脂的作用，但同時可引起腹瀉，長期飲用對身體不利。

銀杏葉含毒，不可泡茶飲用，用其泡茶可引起陣發性痙攣、神經麻痺、過敏和其他副作用。

> **健康小提醒**
>
> 不要隨意將中草藥當補品飲用。另外，無論劑量過大還是服用時間過長，都可能發生毒副作用。運用藥茶保健，必須講究科學，最好在醫生指導下進行。

114 如何辨別中藥是否過期

如果家中的滋補藥品已經存放多年，又未註明有效期限和製造日期，是否還能服用呢？一般可採用眼看、手摸、鼻聞、口嘗的方法進行辨別。

＊丸劑

一般丸劑多為蜜丸，其表面既緻密又滋潤，還有濃郁的藥香味。此類藥一般久存不易壞，但當出現丸面發霉，生蟲或黏連，變軟或發硬等現象，則不應再用。

＊膠囊劑

一般從外表看不出問題，應拆開觀察其粉末正常與否。若已吸潮黏連成團，或已凝結成固體，或已發霉，說明已變質，不可再用。這類補品有龜鱉丸、洋參膠囊等。

＊沖劑

沖劑是中成藥常見劑型，含糖量高，最容易受潮。如山楂麥曲沖劑、板藍根沖劑、感冒沖劑，若出現變黏、發霉、結塊、變硬，則不應使用。

＊膏滋劑

如十全大補膏、參杷膏、參鹿補膏等。它們應表面光滑，油潤細膩，存久後會有糖質結晶析出，這是因為水分過度蒸發所致，只要將其隔水燉煮，使之溶化，加以攪拌均勻，仍可服用。假若該膏已出現白色或黑綠色毛狀黴菌

斑塊，或有翻泡發酵，散發出酸敗氣味等，說明已變質，不宜再用。

＊片劑

這些藥片容易受潮而出現裂片、發霉。如藥片鬆散、變色、黏連，則不宜再用。不過有些糖衣片雖然表面顏色不均勻，但晶片色澤和質地仍較好，仍可以應用。

＊糖漿劑

如蜂王漿、人參銀耳漿等。若液體內已產生絮狀、塊狀沉澱物，甚至有發酵、翻泡等狀況，均不可再服用。

＊補酒

如人參酒、十全大補酒、龍鳳酒等，久存之後，若有大量沉澱或酸敗氣味，則不宜飲用。

＊口服劑

如黃耆生脈飲、人參蜂王漿、人參蛤蜊精等，久藏後，會產生塊狀

健康小提醒

即便在有效期內，中藥也有可能變質。如包裝蜜丸的蠟盒密封不嚴，導致蜜丸乾裂、發霉；沖劑的塑膠袋包裝破損，導致藥品受潮結塊；口服液在加工過程中因工藝不良出現沉澱等現象，就要當心。

沉澱物，或發霉、發酵，或有哈喇味，皆不可再服用。

115 儲存藥品勿用紙盒

隨著人們健康意識的不斷增強，人們習慣於在家中儲備藥品。但是，藥物常因光、熱、水分、空氣、溫度等外界條件影響而變質失效。

用於家庭小藥箱的選材也是有講究的，有很多家庭用空的紙箱盛裝藥品，這是不可取的，因為紙箱會吸潮，不利於藥品的保存，所以建議大家用品質比較好、沒有異味的塑膠箱保存藥品。在存放中如發現藥片（丸）發霉、黏連、變質、變色、鬆散、有怪味，或藥水出現絮狀物、沉澱、揮發變濃等現象時，均不可再用。

最好能用藥店出售的家庭急救箱，它中間有很多分格，不僅有效利用空間，而且可以對藥品進行適當的分類，方便查找、取用。

健康小提醒

散裝藥應按類分開儲存，並貼上醒目的標籤，寫明存放日期、藥物名稱、用法、用量、保存期限，每年應定期對備用藥品進行檢查，及時更換。

116 服藥前最好不要吃水果

　　一般病人都會在服藥前仔細查看藥品說明書上的內容，但對於某些藥物，服用前吃水果也可能影響藥效，而這在說明書上一般不會註明。

(1)一些水果尤其是青澀的水果，如未熟的柿子、蘋果、杏等，都含有一種鞣質成分，這種成分雖是天然植物成分，但容易和藥物發生化學反應，導致藥物在體內聚集沉澱，溶解度變小，從而使藥效降低。

(2)有些水果含有大量草酸或維生素 C 等，而有些藥物屬於鹼性藥物，比如許多治胃潰瘍的藥物就屬鹼性，當酸鹼度不合適時，就會起反應，降低藥物的藥效。

(3)水果中一般含有鈣和鎂等金屬離子，這些成分可以和某些類別的藥物，如四環素類藥物產生絡合反應，形成難溶的複合物，阻礙藥物在體內的吸收。

(4)有些水果，如葡萄柚中的成分，會降低體內藥物代謝酶的活性，藥物在體內的濃度便會升高，容易產生不良反應。目前研究發現，葡萄柚汁對免疫抑制劑環孢素、抗高血壓藥物都會有比較明顯的抑制作用。

(5)人們常用的降血脂藥、抗生素、安眠藥、抗過敏藥等，

均可能與水果中的物質發生相互作用，使藥物失效，或產生毒副作用。

(6)一些水果還能和抗生素發生反應，影響藥物吸收，本來空腹可以吸收百分之六十的，吃了水果後就可能只吸收百分之四十。

> **健康小提醒**
>
> 病人在服藥前半小時最好不要吃水果，因為有些水果中含有可與藥物發生化學反應的物質，使藥效降低。

117 藥片不要扳開服用

生活中，很多人都認為如果藥片比較大，將藥扳碎後再服用，藥效會好一些。還有一些人以為藥片小了利於吞嚥。其實藥片扳開後變成尖的，反而不利於下嚥，還易劃傷食道，所以藥片不要扳開吃。

有的藥片被分割後，在體內的崩解速度會發生改變，從而影響其在體內被吸收的速度，增加藥物的副作用或影響藥效。

並且，有些藥片表面有保護層，當你扳開以後，就失去保護層的作用，直接在

胃裡融化，比如四環素片、強力黴素片、硫酸亞鐵片、複方新諾明片等，這些藥物對胃黏膜有較強的刺激和腐蝕作用，不能扳碎吃。

不能分開服用的藥片有下列兩類：

＊腸溶片

腸溶片指的是表面包有一層特殊物質的藥片，且這種物質只能被腸液溶解卻不能被胃液溶解，為的是防止藥物刺激胃黏膜或在胃中分解失效。因此腸溶片只能整片吞服，而不能扳開或嚼碎服用。

＊緩釋片與控釋片

緩釋片與控釋片是指為了延長藥物在人體內的作用時間，在生產時加入了特殊的材料，來控制藥物被人體吸收速度的一種片劑。藥片被分割後，控釋膜或控釋骨架被破壞，藥物會迅速釋出，就達不到控釋緩釋和速效長效的目的了，有時還可以引起體內藥物濃度驟然上升，造成藥物中毒。故在服用緩釋片時，也要整

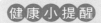

健康小提醒

為了加速藥物發生藥效，還可以用少許溫水將藥丸調成稀糊狀後用溫開水送服。但是，在服用藥物的時候，醫生如果沒有特別的囑咐或藥品說明書上沒有註明，就不要把藥扳碎服用。

片吞服，不能扳開或嚼碎服用。

118 勿拿維他命當飯吃

　　有些人由於工作緊張壓力大及飲食起居沒有規律，缺少運動，加上某些誇大的廣告宣傳效應，以及對健康缺乏正確的認識或某些青年女性過分追求體態而節食，維他命自然就成了上述人群的最佳選擇，有的人甚至將維他命當飯吃。這實在是一種謬誤。

　　健康人如果不加選擇的亂用維他命，反會危害身體健康。均衡飲食、適當運動，才是保證健康的根本措施。人每天都會從飲食中攝取大量的蛋白質、脂肪、糖、維生素、礦物質和微量元素，正常人一般來說不會營養缺乏，除非在特殊情況下或特定族群才需要補充使用。而且俗話說，「是藥三分毒」，維他命服多了也不例外。

　　比如孕婦、哺乳期婦女或老年人容易缺鈣，但是鈣補充過多，會在人體骨骼以外的組織沉積，若沉積在關節就會引起關節疼痛；沉積在肌肉便會形成堅硬結節；沉積在心臟會引起傳導障礙，導致心律失常。

　　大家都知道維生素對人體有益，但維生素 A 過多容易

導致頭昏、頭痛、嘔吐、毛髮稀少。維生素 A 中毒會造成呼吸麻痺，甚至死亡，如大量長期服用，在突然停止時，會出現維生素 A 停藥綜合症，如食慾減退、乏力、精神困倦等。

> **健康小提醒**
>
> 維他命應在醫生指導下正確使用，不要長時間、大劑量使用一種保健營養品。正常人則沒必要去購買高價的營養藥、營養品，更沒有必要長期大量服用。

119 抗生素可以與茶同服

　　以往大家都認為，藥物不能與茶同服，這是因為茶葉中含有鞣酸等物質，它們可能與藥物發生化學反應，從而降低藥物療效。然而一項研究否定了上述觀點，研究結果表明：如果將茶葉與抗生素同服，不但不會降低藥效，反而會提高抗生素的抗菌作用。

　　日本帝京大學的研究人員做了一系列的試驗，他們在耐甲氧西林金黃色葡萄球菌培養基上添加百分之五十綠茶萃取物，然後再加上 β－內醯胺類抗生素（青黴菌類加頭孢類），結果發現，加綠茶萃取物之後，對於耐甲氧西林金黃色葡萄球菌仍有相同的抗菌作用，與不加綠茶萃取物的培養基相比，最低抑菌濃度降低了百分之九十九以

上。添加百分之五
的綠茶萃取物，相
當於人們日常生活
中的一次飲茶量。

> **健康小提醒**
>
> 除綠茶萃取物之外，茶葉中的兒茶素、日柏酸等均有抗菌作用，服用抗生素的同時飲用適量的綠茶，可以顯著提高抗生素的抗菌效果，減少劑量，縮短療程。

120 哪些藥物會偷走你的營養

在藥物給人們帶來的眾多副作用中，其對人體營養狀況的作用則是最普遍但又不易被發現的。許多人往往在治療疾病的過程中甚至疾病治癒後發生了營養不良，這些營養不良有時會加重疾病，有時則發展成為某些後遺症而持續終生。

*利尿劑

長期服用會引起低鉀血症，出現四肢肌肉無力、腹脹等症狀。因此，如果長期服用利尿劑，一定要注意調整飲食架構，多吃一些含鉀豐富的食物，如蓮子、海帶、紫菜等一些海藻類食物。

＊地高辛

長期服用這類藥物，有些人會有疲乏、食慾不振、噁心等症狀，進食量顯著減少，使營養狀態迅速惡化。因此，控制用藥量、調換口味、多補充營養是重要的。

＊抗結核藥

抗結核藥中最常用的是異煙肼。異煙肼在體內作用後，必須被代謝系統改變成異煙腙，才容易透過尿液排出，否則會引起蓄積中毒，症狀為四肢麻木，感覺障礙等。因此服用這類藥物時，如果沒有高膽固醇症，就可以多吃一些維生素含量高的食物，如蛋黃、動物肝臟等，就會減輕這些症狀。

＊激素類藥物

經常服用激素類藥物可引起肌肉萎縮、骨質疏鬆等，這與營養不良有密切的關係。長期服用強體松等藥物的人，一定要多吃鈣質豐富的食物，同時也不要忘了服用維生素 D，維生素 D 可以促進鈣在腸道內的吸收。

＊抗憂鬱藥

長期服用這類藥物會引起食慾過盛，而且喜歡吃甜食。糖攝取過量會造成營養紊亂，還會加重糖尿病患者的病情。因此服用三環類藥物的人應注意節食，否則吃得過多，加重了胃腸負擔，也會引起營養不良。

健康小提醒

應合理的選用藥物，盡可能的避免長期、大劑量單獨使用可致營養缺乏症的藥物。必要時在醫生的指導下，可用小劑量皮質激素增進食慾，補充營養液、能量合劑等，以控制或糾正藥物所致的營養不良。

121 鈣片不能和牛奶一塊吃

有人缺鈣時，為了達到更好的效果而將牛奶與鈣片同時服用，這種做法不僅事倍功半，而且還可能對人體有害。

牛奶是一種富含鈣質並且容易吸收的普通食物，每一百 C.C. 牛奶中就含有約一百二十毫克鈣質，其中的蛋白質和脂肪含量也較高。單純喝牛奶，鈣的吸收已經達到或接近飽和的範圍了。

　　如果將鈣片與牛奶同時服用，就可能造成鈣質的浪費，鈣片將「原封不動」地排出體外。因為當鈣質攝入量達到一定範圍時，再增加鈣的攝入就可能導致胃腸道對鈣的吸收下降。

　　而且鈣片與牛奶混合後，可能導致牛奶中的大分子膠質發生變性，形成絮狀沉澱，影響牛奶的品質。

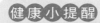

> **健康小提醒**
>
> 與牛奶最好的組合不是鈣片，而是能幫助人體更好吸收鈣質的米食、麵食等富含澱粉的食物，這樣更有利於鈣質的吸收。

122 中藥煎煮時勿清洗

　　有些人在煎煮中藥之前會把藥材反覆清洗，其實有些藥材是不能洗的，這樣一洗就把中藥裡的有效成分洗去了不少，勢必影響中藥的醫療作用，原因在於：

＊水洗可使藥材的水溶性成分流失

　　一些中藥裡含有不少易溶於水的有效成分，如酸、鹼、糖、苷的化合物等，像枸杞中的酸、麻黃中的鹼、甘草中的糖、杏仁中的苷等，水的溶解度很大，經水洗後，

可能流失一部分有效成分，導致藥效降低。

＊水洗可使粉末類藥材流失

藥中有不少藥材是粉末類的，也有的是在配藥時需搗碎，如桃仁、龍骨等，用水洗後，就會造成這些藥物的流失。

＊水洗可致部分藥材輔料流失

有的藥材在炮製過程中加入蜜、酒、醋汁等輔料，而這些輔料易溶於水中，若用水沖洗，可導致部分輔料流失。如蜜炙甘草、蜜炙麻黃、酒製大黃、酒製黃耆、醋製香附、醋製膽南星等。

不過，煎煮前的浸泡程序是必要的，可使某些藥物成分容易析出，從而提高煎煮液的濃度。一般花、葉、莖為主的藥物浸泡半小時；根莖、種子、果實、動物臟器、礦物質為主的藥物浸泡一小時。有時在藥湯中見到懸浮物，那是中藥裡被分離出的有效成分，只需攪勻就可以煎煮了。

健康小提醒

在配藥前中藥已經被處理過，之後才拿到中藥房配給患者，即使在儲存中沾染了微生物，也能透過煎煮將其殺死，因此藥到達患者手中是可以直接煎服的。在煎煮中藥之前，不宜用水沖洗藥材，以免造成藥材成分的流失，影響藥物的療效。

123 哪些人應少喝啤酒

＊尿道結石

在釀造啤酒的麥芽汁中含有構成結石的主要成分，故凡泌尿系統有結石的人不宜飲用。

＊潰瘍

啤酒中含有大量二氧化碳，喝少量啤酒無妨，如飲用過多，胃中二氧化碳壓力增高，有誘發潰瘍穿孔的危險。

＊胃炎

因為啤酒會使胃壁減少能保護胃黏膜的前列腺素 E 的分泌，大量飲用啤酒可以引發胃炎，已經患胃炎的病人再飲啤酒可使病情加重。

＊肝病

啤酒中的酒精經胃腸吸收到體內後需經過肝臟等組織器官的代謝。因肝病患者的肝功能不健全，不能及時發揮解毒功能，更容

易發生酒精中毒，而且酒精還會直接損傷肝細胞，使原有的症狀加重。

＊痛風

痛風患者普林代謝失常，使普林、核酸的最終代謝物尿酸增多，從而引起高尿酸血症。啤酒內含有大量的普林、核酸，因此痛風患者一旦飲用就會造成血中尿酸增多而引起痛風發作。

＊糖尿病

酒精產生的熱量會干擾患者正常的飲食控制，糖尿病患者服用降血糖藥或注射胰島素時，飲啤酒過多可能出現低血糖反應。

＊心臟病

大量飲用啤酒會增加心臟負擔，而經常大量飲用啤酒，心臟受到酒精的持續損害，會引起心臟肥厚，誘發心臟衰竭，已有心臟衰竭症狀的人更不宜喝啤酒。

健康小提醒

在服藥期間最好不要喝啤酒，因為啤酒會影響藥物在體內的分解和吸收，從而影響藥物療效，而用啤酒送藥更是不可取。

124 酒後吃藥須謹慎

據統計，美國平均每年有四‧七萬人因酒後服藥而引起了新的疾病；約有兩千五百人因酒後服藥致死，其中有不少人就是因酒後服安眠藥而死亡的。可見酒後用藥很危險，切不可掉以輕心。

有很多藥品不宜酒後服用，比較常見的有：

＊降血壓藥

如利血平、心痛定等。酒能引起血管擴張，若這些藥與酒同服，或在服藥期間飲酒，易出現低血壓，嚴重時可危及生命。

＊降血糖藥

飲酒，會令血糖下降，引起嚴重低血糖，同時，酒精增強了微粒體酶活性而使口服降血糖藥在血中半衰期縮短，影響藥效。此外，二甲雙胍口服降血糖藥與酒精在體內相遇，有引發酸中毒的危險。氯磺丙脲與酒同用可引起嚴重頭痛、噁心、嘔吐、眩暈等症狀。

＊抗生素

先鋒（頭孢）類藥物與酒同時服用可出現頭痛、噁心、嘔吐、眩暈症狀。

＊抗凝血藥

大量飲酒對抗凝血藥如肝素、雙香豆素等均有影響，由於肝中分解藥的酶受到抑制，使這些藥在體內的半衰期延長，導致嚴重蓄積而中毒。

＊抗憂鬱藥

飲酒者服用丙咪嗪、阿嘧替林等三環類抗憂鬱藥時，可增強藥物的鎮靜作用，從而使行為紊亂，易出事故。

＊抗心絞痛藥

如消心痛、硝化甘油等，可驟然擴張血管，若與酒合用，其藥物作用加劇，導致頭痛等不良反應。

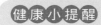

健康小提醒

酒在人體內的代謝是有一個過程的，為了減少酒對藥物作用的影響，應在服藥前一～兩天至停藥後三～四天內禁止喝酒。

125 治療感冒不能濫用中、成藥

　　有些人可能會在感冒時中藥、西藥一齊吃，但是卻發現病情沒有得到有效緩解。現在，在治療感冒上，一些中、成藥愈來愈常被西醫使用。一些西醫開出治療感冒的中藥處方中，因為沒有遵循中醫辨證施治的基本原則，因此有時不能對症用藥，藥物不良反應的發生率不斷增加。

　　常見的感冒在中醫中分為風寒感冒、風熱感冒、流行性感冒、暑溼感冒等，這幾種感冒因為病因不同，用藥也有所不同。

＊風寒感冒

　　多為外感風寒，即因風寒之邪侵襲肌表，汗孔開合不利引起，多見惡寒無汗，頭身疼痛，鼻流清涕，甚至氣喘。治療此類感冒中醫講究宜辛溫解表，發散風寒。通常用風寒感冒顆粒、感冒清熱顆粒、感冒清熱沖劑等。

＊風熱感冒

　　多為感受風熱之邪，正邪交爭而引起，症狀多為發熱較重，怕冷較輕，汗不多，頭脹痛，四肢酸懶，咽喉腫痛

等。治療這類感冒宜辛涼解表，疏風散熱。多用銀翹解毒丸、風熱感冒顆粒、雙黃連口服液等。

＊流行性感冒

多因病毒侵襲引起，從中醫而言，即為風熱犯表、熱毒鬱於肌表。症狀多表現為發病快、病情重、高熱、寒顫、頭痛欲裂、疲倦無力等。治療這類感冒宜清熱解毒，疏風透表，宜用板藍根沖劑、清熱解毒口服液、抗感顆粒、抗病毒顆粒等。

＊暑溼感冒

多因夏天暑熱之氣而起，且暑熱之中還常夾溼氣而傷人。症狀多為噁心、嘔吐，並有身熱出汗、身倦乏力、口渴喜飲、小便不利等。治療這類感冒宜解表化溼，理氣和中等，多用藿香正氣水或膠囊等。

再如，清開靈是中藥治療熱病重症的一味「猛藥」，它主要功效為清熱解毒，鎮靜安神，主要用於外感風熱時毒、火毒內盛所致高熱不退、煩躁不安等，也用於病毒性感冒、風熱感冒引起的高熱不退等。但有些患者在治療普通感冒且無明顯高熱症狀或輕微發熱時就用此藥，這是典

型的小病用「猛藥」。
這樣容易將肌表的
病邪引入內裡，即
中醫所說的引邪入
裡，不但不會治好
疾病，還有可能讓
病情加重。

健康小提醒

患風寒感冒的病人本身就周身惡寒，如果
再服用清開靈這味「猛藥」，就好比怕冷還
要抱塊冰一樣，冷上加冷。這可能會造成
患者出現惡寒、口唇青紫、休克、氣喘、
皮疹等不良反應。

126 哪些人宜補鋅

＊吃素者宜補鋅

有些人喜歡吃蔬菜，有些人由於患了動脈硬化症或
其他疾病而不得不多吃蔬菜。蔬菜內纖維豐富，對身體固
然有很多好處，但是有些重要的微量金屬如鋅在蔬菜中的
含量卻極微。譬如說，人體內如果缺乏鋅就會引起食慾減
退、發育緩慢、皮膚病、傷口不易癒合、味覺衰退等現
象。尤其是女性，如果只吃蔬菜，由於攝入的鋅不足，容
易給下一代帶來先天性疾病。因此，多吃蔬菜的人也應該
吃一些含鋅較多的食物，例如肉類、海產、堅果、豆類及

乳製品等。

＊早衰者宜補鋅

　　如果人體得不到正常的鋅供應，體內細胞機能將會變得不正常，並會加速人的衰老。具體來說，鋅對高血壓、糖尿病、心臟病、肝病、未老先衰等症有阻止作用。對健康人來說，攝取適當的鋅，則有防病延壽的作用。

＊營養不良的兒童宜補鋅

　　據報導，在人體已知的一千三百多種酶中，有數十種是含鋅的。小孩處於生長發育階段，對鋅的需要量較多。相關單位對一百五十八名六歲以下營養不良兒童做鋅含量檢測，發現其中有一百一十八例兒童缺鋅。經服用硫酸鋅後，食慾增強，身高、體重也有明顯增長。因此，如發現小兒體弱多病，必要時可作含鋅量檢測，在醫生的指導下服用鋅類藥物。

＊有厭食症的兒童宜補鋅

　　醫學上發現，兒童體內缺乏鋅元素不僅會影響正常的身體生長發育過程，而且還會出現多種症候，如食慾不振、味覺減退、疲乏、消瘦，甚至厭食等等，患兒還可能

發生腳浮腫、煩躁不安、皮膚潰瘍等。少數患兒還可能出現異食癖，正常的味覺和食慾發生了病態的改變，常愛吃一些根本不能吃的東西，令人難以理解，但他們卻吃得津津有味。

患厭食症並有上述症候的兒童，應及時去醫院檢查。如果經過化驗證實其血清中鋅的含量確實顯著低於正常標準時，就可以確診。可在醫生的指導下服用含微量元素鋅、鐵及維生素的藥品。

＊視力差者宜補鋅

因鋅有助於了維生素 A 和視黃色醇結合蛋白的合成，並動員肝臟內的維生素 A 到血漿中，以維持血漿中維生素 A 的正常含量，有保護視力的作用，眼球中的鋅可使夜間視力增強。

＊免疫力差者宜補鋅

鋅在核酸合成中發重要作用。當體內缺鋅時，胸腺萎縮，胸腺因數活性降低，T 細胞功能減退，免疫功能下降，有機體極易受到微生物的感染。

＊味覺差的老人宜補鋅

症狀老年人缺鋅會使身體功能出現諸多障礙，最明顯的就是常常感到味覺異常，吃東西不香，其原因除了舌頭上味蕾數目減少和牙齒缺損影響咀嚼外，鋅的缺乏也是重要原因。有人對三十三位老年人和三十一名年輕人進行比較，發現老年人對苦、辣、酸、甜、鹹的感覺遠比年輕人差。而且老年人體內缺鋅愈多，味覺就愈差。這是因為鋅有助於味覺素合成，增強味蕾機能，營養味蕾以及促進食慾的作用。

健康小提醒

中國營養學會推薦的鋅用量為成年男性十五 mg／日，女性十一・五 mg／日，孕婦十五 mg／日，一歲以下六 mg／日，一～十歲八 mg／日。

6

聰明飲食，小營養吃出大健康

廚房裡的養生美味細節

健康進補的飲食關鍵

四季養生飲食法

疾病防範與用藥

不同族群的健康養生小祕訣

127 上班族的元氣食譜

　　在職場上打拚，最容易「透支」的就是健康。你是否出現過情緒低落、容易疲勞、不願意運動、失眠、頭痛、注意力不集中的狀況？這就說明你很可能進入了「亞健康狀態」。長此以往，各種各樣的疾病就會悄然襲來。

　　烤涮生猛海鮮成為一種飲食時尚，但是由於這些食物中存在寄生蟲和細菌的概率很高，加之過於追求味道的鮮美，烹調不夠充分，不知不覺中已經病從口入。為了你長遠的健康，下面為你推薦一份健康食譜：

＊夏日田園

材料：

　　鮮蘆筍二百克，鮮冬菇一百五十克，高湯一杯，鹽、糖各半茶匙，薑汁、油各一茶匙，胡椒粉、麻油各少許。

做法：

健康小提醒

做文字工作或經常操作電腦的人，視力容易受到影響。維生素 A 可預防此症。每星期吃三根紅蘿蔔，即可保持體內維生素 A 的正常含量。如果整天待在辦公室工作，日曬的機會就必然減少，易缺乏維生素 D 而患骨質疏鬆，須多吃海魚、雞肝等富含維生素 D 的食物。

1. 鮮冬菇去蒂，洗淨，用煮滾的調味料煨熟（約需一分鐘）。

2. 鮮蘆筍削去根端老梗，放入油、鹽，在滾水中燙一分鐘，撈出置冷水浸片刻，再放入煮滾的調味料中煨兩分鐘，使之入味。

128 酒後一定要吃的九種食物

如果你不小心醉酒，可食用以下食物，會很快達到解酒的目的。

*西瓜

西瓜可以清熱去火，能使酒精快速隨尿液排出。

*葡萄

能與酒中的乙醇相互作用形成酯類物質，達到解酒目的。如果在飲酒前吃，還能預防醉酒。

*香蕉

酒後吃香蕉，能降低酒精在血液中的比例，達到解酒

的目的。

*番茄汁

能促進酒精分解。一次飲用番茄汁三百 **CC** 以上，能使酒後頭暈感逐漸消失。

*柚子

實驗發現，用柚肉蘸白糖吃，對消除酒後口腔中的酒氣有很好的效果。

*芹菜

芹菜中含有豐富的維生素 B 群，能分解酒精。

*優酪乳

優酪乳能保護胃黏膜、延緩酒精吸收，而且鈣含量豐富，對緩解酒後煩躁特別有效。

健康小提醒

生活中預防醉酒可嘗試下述方法：
1. 不要和碳酸飲料如可樂、汽水等一起喝。這類飲料中的成分能加快身體吸收酒精。
2. 飲酒後，能夠盡量的飲用熱湯，尤其是用薑絲燉的魚湯，特別具有解酒效果。
3. 吃豬肝最好。豬肝可提高人體對乙醇的解毒能力，常飲酒的人會造成體內維生素 B 群的流失，而豬肝又是維生素 B 群最豐富的食物。

＊蜂蜜

可以促進酒精的分解吸收，減輕頭痛症狀，尤其是紅酒引起的頭痛。

＊橄欖

醒酒、清胃熱、促食慾的「良藥」，既可直接食用，也可加冰糖燉服。

129 男性「亂」吃會不孕

吃東西不當會引發疾病，但這讓人想到最多的往往是腸胃疾病，很難與男性病聯繫到一起。而實際上，男性不孕也可能是因為吃東西不當。

人的生育能力與營養因素是密切相關的，營養不足或過剩都可能導致男性不育。當男性的身體出現營養不良時，維生素 A、B、C、E 和礦物質鈣、磷、鐵以及微量元素鋅、硒等就會缺乏，精子生成就會減少，活力就會降低。在男性少年時期，營養過剩多會導致肥胖，脂肪沉積使腦垂體功能喪失或減退，男性激素無法釋放或減少，就

容易出現小睪丸、小陰莖及第二性徵不明顯、女性化等特徵，這樣成年後就極可能導致不孕症。

英國科學家發現，近幾十年來，男性精子數量減少和睪丸體積縮小與辛基苯酚、雙酚 A 和丁基苯甲基酞酸脂有很大關係，而這些物質在奶瓶、罐頭盒、食品包裝袋等的內壁塗層中都含有，人在進食這類食品時，就會吸收到這些物質，阻礙精子的生成。

健康小提醒

男士們為了能夠正常繁衍後代，飲食方面要多加注意。在飲食時，一定要講究膳食平衡，保證維生素、礦物質和微量元素的正常攝取，糾正營養不良或過剩現象，使你在充分享受「性」福的同時，也具有良好的生育能力。

130 紅辣椒成男性新幫手

紅辣椒營養豐富，口味獨特，是餐桌上最常見的一種佐料。它能加速新陳代謝，促進荷爾蒙分泌。其中富含的維生素 C，可降低膽固醇，控制心臟病及冠狀動脈硬化。此外，紅辣椒還能抑殺胃腹內的寄生蟲。

最新研究表明，紅辣椒不僅具有以上功效，它在對抗癌細胞方面還具有特殊的「才能」。紅辣椒中的辣椒素能促使前列腺癌細胞死亡，同時還不會對正常的胰腺細胞產

生重大損害。它可能會被當作治療前列腺癌的新武器，成為男性健康的新幫手。

辣椒素還具有止癢和止痛的功效。它能促進人體內傳遞痛資訊的物質積極活動起來，直到其儲備消耗完為止，癢感和疼痛感也隨之很快消失。

另外，紅辣椒可對抗輻射。據研究表明，紅辣椒、黑胡椒、咖哩等香辛料能夠保護細胞的 DNA 不受到輻射線的破壞，而其中紅辣椒預防輻射的保護功效最為顯著。

健康小提醒

辣椒具有較強的刺激性，容易引發口乾、咳嗽、咽痛、便祕等症狀。因此陰虛有熱、眼疾、食管炎、胃腸炎、胃潰瘍、痔瘡患者應少吃或忌食。

131 女性多吃怪味食物有好處

女性在選擇食物的時候，鼻子有時候會起決定作用，比如榴槤、香椿等味道「怪異」的食物，會讓少數人垂涎欲滴，但對更多人來說，則是「不堪入鼻」……殊不知，我們身邊的很多怪味食物可以呵護女性健康。

＊榴槤能緩解經痛

榴槤氣味強烈，説它「臭氣熏天」毫不誇張。但在泰國，由於其營養價值很高，榴槤常被用來當作病人、產後婦女補養身體的補品。

榴槤性熱，可以活血散寒，緩解痛經，特別適合受經痛困擾的女性食用；它還能改善腹部寒涼的症狀。榴槤的最好搭檔是被稱為「水果皇后」的山竹，它能夠降伏「水果皇后」的火氣，保護身體不受損害。

＊大蒜能亮澤秀髮

大量流行學調查顯示，大蒜產區和長期食用大蒜的人群，其癌症發病率均明顯偏低。每天吃半顆生大蒜，就能對乳腺癌、卵巢癌等發揮抑制作用。

大蒜素具有很強的抗菌作用，對陰道滴蟲、阿米巴原蟲等多種致病微生物有效。每天堅持進食一顆生大蒜，能對陰道炎有很好的防治作用。

常吃大蒜不但能夠抗癌、防止血栓，還能保持頭髮烏黑光澤，如果用蒜汁按摩頭皮，可減少脱髮，使白髮變黑。

*香菜預防骨質疏鬆

進入中年期的婦女應多吃含硼食物，以利身體吸收礦物質，保護骨骼，而香菜中含硼量很多。此外，香菜中富含鐵、鈣、鉀、鋅、維生素 A 和維生素 C 等元素。它還可以利尿，有利於維持血糖穩定，並能防癌。

*芥末使面色紅潤

芥末辣味強烈，可以調節女性內分泌，增強性功能，還能刺激血管擴張，增強面部氣血運行，使女性臉色更紅潤。

*香椿可以助孕

有研究表明，香椿中含維生素 E 和性激素物質，具有抗衰老和滋陰補陽作用，對不孕不育症有一定療效，故有「助孕素」的美稱。

*韭菜治療陽虛

韭菜食味甘溫，有補腎益陽、散血解毒、調和臟

健康小提醒

食補勝於藥補，健康從生活中來！

腑、暖胃、增進食慾等功效，尤其對陽虛女性有好處，能夠緩解她們畏寒、怕冷、易倦、嗜睡、性慾減退、尿多、易腹瀉等症狀。

132 牛奶讓女人變得更美

鮮牛奶富含多種營養成分，極易被人體吸收，經常飲用，不但能健身，還能有效的美白肌膚。

牛奶營養豐富，含有脂肪、各種蛋白質、維生素、礦物質，特別是含有較多維生素 B 群，它們能發揮滋潤肌膚，保護表皮，防裂，防皺，使皮膚光滑、柔軟、白嫩，頭髮烏黑、減少脫落的功效。牛奶中所含的鐵、銅和維生素 A，有美容養顏作用，可使皮膚保持光滑滋潤。經常飲用牛奶，其富含的蛋白質當中含有近百分之二十的乳清蛋白，能與體內的鉛迅速結合，形成水溶性的化合物，排出體外，從而達到排鉛的效果。

牛奶中的乳清對臉部皺紋有消除作用。牛奶還能為皮膚提供封閉性油

健康小提醒

鮮奶中的維生素 B、維生素 C 受到日光照射後會很快消失，即使是微弱的陽光照射超過六小時，也會令維生素 B 減少一半。

脂，形成薄膜以防皮膚水分蒸發。多喝牛奶能夠在一定程度上有改善膚色的作用，讓忙碌中的女人變得更加漂亮。

133 粉領族的七款「養顏滋補茶」

＊薄荷甘草茶

有解熱消暑、清涼解毒、發汗解表的功效，對頭痛目赤、咽喉腫痛、風熱感冒等症也療效甚佳。

方法：鮮薄荷葉十餘片，綠茶五克，開水五百 CC。按此比例，沖泡十餘分鐘後，濾去渣滓，加白糖適量，調勻飲服。

＊菊花茶

菊花有散風清熱、清肝明目和解毒消炎等作用，對眼睛勞損、頭痛、高血壓等均有一定效用。

方法：每日餐後，用五、六朵杭菊花沖泡飲服，能解渴生津。久服可防治高血壓、偏頭痛、急性結膜炎等，並可抗衰老，駐顏容。沖泡時加少許蜂蜜，口感會更好。

＊荷葉甘草茶

有清熱解暑、利尿止渴之保健功能。

方法：鮮荷葉一百克，甘草五克，配水一千 CC。按此比例，先將荷葉洗淨切碎，把水燒開，然後將甘草、荷葉放入水中煮十餘分鐘，濾去荷葉渣，加白糖適量飲服。

＊荸薺茶

能清熱化痰，生津止渴，降壓利尿。

方法：鮮荸薺一百克洗淨切碎，配水一千 CC。按此比例，先將水燒開，放入荸薺，煮二十分鐘左右，去渣，加白糖適量，飲服。

＊陳皮薑茶

具有解渴消暑、止咳化痰、健胃消食的保健功能。

方法：陳皮二十克，生薑片十克，茶葉五克，配水一千 CC。按此比例，先將水燒開，再將陳皮、薑片、甘草與茶葉放入，沖泡十分鐘左右，去渣飲服。

＊蘋果茶

蘋果茶對醫治頭痛有神奇療效。

方法：將一個蘋果切成薄片，加水沖泡去渣後當茶飲，連續飲十日便可見效。

＊檸檬茶

檸檬茶能順氣化痰，消除疲勞，減輕頭痛。

方法：新鮮檸檬去皮後切兩～三片（一定要記得去皮，檸檬皮汁會令黑色素沉積），加一克鹽，再用熱開水沖泡。此茶要趁熱飲，冷了味道會變苦。飯前飯後均可，不傷腸胃。常飲檸檬茶，可令肌膚恢復光澤與彈性。

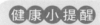

健康小提醒

只需簡單的沖泡，煮沸，在辦公室裡就可以完成操作，不僅能解渴消疲，更能保健養顏哦。

134 女性在不同狀態應喝不同的湯

許多工作繁忙的女性經常感到身心疲憊，睡眠不好，膚色灰暗。要想有好臉色、好心情，就要靠細心調養，試試這些湯，定能改變你目前的尷尬現狀！

＊失眠、膚色暗淡的女性

睡眠不好，皮膚暗沉的女性，可以用冬蟲夏草與肉類

熬成湯來喝，有健脾、安神、美白皮膚的功效。

＊脾胃不強、火氣很大、滿臉痘痘的女性

　　火氣很大，被痘痘困擾的女性可以喝土茯苓燉魚湯。土茯苓是解毒除溼之良藥，鯽魚肉甘、溫，可滋陰補血。要注意的是土茯苓的味道比較重，所以在烹調時應用一些調味品來調解味道。

＊工作太忙、壓力太大的女性

　　比起人參來，西洋參品性溫和，而且四季皆宜。假如妳最近太過勞累，不易入睡，且感覺精力不夠用，那就趕緊試試這個湯吧。

＊秋冬乾燥，肺熱、咳嗽多痰的女性

　　可食蟲草煲水鴨，主要作用是補肺益腎、止血化痰，但中醫認為鴨肉屬涼性，所以更加適合夏季食用。而秋冬季節可以土雞代替。

＊月經不調、皮膚粗糙的女性

　　可食紅棗烏骨雞湯，有補血養顏、益精明目的作用。湯水清，味道可口，材料經濟、簡單，但功效頗佳。紅棗

自古以來是補血佳品，而烏骨雞更能益氣、滋陰，身體虛弱、血虛之人更宜飲用。特別適合女性朋友，對於月經紊亂有一定療效，經常食用還能美容。

＊壓力性頭痛的女性

可食天麻湯。由於天麻本是藥材，使得這種湯很適合女性食用，在乾燥且宜進補的秋季，不僅能夠美容養顏，還可以發揮補氣益血的功效。

> **健康小提醒**
>
> 喝湯也有學問，感冒時不適合煲湯進補，就連品性溫和的西洋參也最好不服用，因為這些油膩的湯容易加重感冒症狀。

135 早晚各喝兩杯醋水可防皮膚乾燥

一般來說，女性的新陳代謝要比男性慢一些，每天的消耗量也比男性低一些，所以相比男性來說，女性更容易缺水。所以，如果妳的皮膚乾燥，別忘了在早上和晚上，各喝兩杯醋水。具體方法是：預備兩杯冷開水，再加入少許白醋或水果醋於水中，攪勻，即可飲用。長期堅持，效果顯著。

　　早晚兩杯醋水，一定不要低估其作用。醋的主要成分是醋酸，有一定保健作用，能增加食慾、幫助消化，而且，由於醋含有豐富的鈣、氨基酸、維生素 B、乳酸等物質，對人體皮膚有一定好處。早上的兩杯醋水可以清潔腸胃，補充夜間肌膚失去的水分，預防皺紋的產生。而晚上的兩杯醋水，則能保證在夜間體內血液不至於因缺水而過於黏稠，因為血液黏稠會使女性大腦缺氧，臉上色素沉積，使女性提前衰老。

　　喝醋的保健作用很多，但是過量也有危害。醋是一種酸性物質，食用過量不但會影響人體酸鹼平衡，還會灼傷食道。特別是對胃潰瘍患者來說，由於本身胃酸分泌過多，多喝醋會加重病情。要注意一天飲用醋的總量不宜過大，通常一天不超過一百 CC，以二十～六十 CC 最為適宜。

健康小提醒

即使你的腸胃再強健，也不要在空腹時喝醋，免得刺激分泌過多胃酸，傷害胃壁。在餐與餐之間，或飯後一小時再喝醋，比較不刺激胃腸，還可幫助消化。

136 電腦一族的健康食物

＊脂肪

它是健腦的首要物質。它在發揮腦的複雜、精巧的功能方面具有重要作用。

代表性食物有堅果、芝麻、自然狀態下飼養的動物等。

＊蛋白質

它是智力活動的物質基礎，是控制腦細胞興奮與抑制過程的主要物質。代表性食物有瘦肉、雞蛋、魚類等。而碳水化合物是腦活動的能量來源，它在體內分解為葡萄糖後，即成為腦的重要能源。代表性食物有雜糧、糙米、紅糖、糕點等。充足的維生素 C 可以使大腦功能靈活、敏銳，並提高智商。代表性食物有鮮果類、黃綠色蔬菜等。

＊維生素 B 群

它是智力活動的助手。包括維生素 B1、維生素 B2、葉酸等，當維生素 B 群嚴重不足時，就會引起精神障礙，

易煩躁，思想不集中，難以保持精神安定。代表性食物有香菇、野菜等。堅果含有大量的蛋白質、不飽和脂肪酸、卵磷脂、無機鹽和維生素，經常食用，對改善腦營養供給很有益處。香菇對高血壓、動脈硬化有較為明顯的療效，有消除疲勞、提神、穩定精神、防治貧血和癌症等功效。

＊雞蛋

它含有豐富的蛋白質、卵磷脂、維生素和鈣、磷、鐵等，是大腦新陳代謝不可缺少的物質。另外，雞蛋含有較多的乙醯膽鹼，是大腦完成記憶所必需的。

＊魚類

它可為大腦提供豐富的蛋白質、不飽和脂肪酸和鈣、磷、維生素 B1、維生素 B2 等，它們都是構成腦細胞及提高其活力的重要物質。

＊金針

它富含蛋白質、脂肪、鈣、鐵、維生素 B1，這些都是大腦代謝所需要的物質，因此有「健腦菜」之稱。

＊洋蔥

它含有抗血小板凝聚的物質，能夠稀釋血液，改善大腦供血，對消除心理疲勞和過度緊張大有益處，每天吃半個洋蔥可以收到良好的健腦效果。

＊小米

它含有較豐富的蛋白質、脂肪、鈣、鐵、維生素 **B1** 等營養成分，有「健腦主食」之稱。小米還有防治神經衰弱的功效。

＊龍眼

它能補益心脾，益血安神。凡是因為心脾兩虛導致的健忘、失眠、心悸、智力衰退等，可以透過服食龍眼來調整。

＊柚子

它含有大量維生素 **A**、維生素 **B1** 和維生素 **C**，屬於典型的鹼性食物，可以消除長期使用電腦對神經系統造

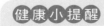

健康小提醒

常用電腦，更要愛惜大腦！

成的危害。常吃能使人精力充沛，有醒腦促記憶的作用。此外，橘子、檸檬等也有類似功效。

137 六種食物幫你防輻射

　　我們每天都要面對各種各樣的輻射，它不僅會出現在手機上，家用微波爐、電腦、電視、空調、電暖器等都會放出電磁波。電磁輻射因人體抵抗能力的差異，會產生不同程度的危害，如頭痛、失眠、心律不靈等。同時，對於有些人的眼睛和皮膚也可能產生影響，出現視力下降、皮膚病等現象。

　　防範電磁波輻射，除了避免和電磁波的「親密接觸」外，在飲食上也能對抗電磁輻射對人體的危害。動物內臟、各種豆類、油菜、青菜、芥菜、高麗菜、蘿蔔等蔬菜都含有豐富的維生素 E，對幫助保護細胞膜免受自由基攻擊非常有效。下面列舉一些抗電磁輻射的健康食物。

＊綠茶

　　綠茶中的茶多酚是抗輻射物質，可減輕各種輻射對人體的不良影響。茶葉中還含有脂多糖，能改善造血功能，

升高血小板和白血球等。如果不習慣喝綠茶，菊花茶同樣
也能有抵抗電腦輻射和調節身體功能的作用。

＊海帶

海帶是放射性物質的「剋星」，含有一種稱作海帶膠
質的物質，可促使侵入人體的放射性物質從腸道排出。

＊豬血

豬血的血漿蛋白豐富，血漿蛋白經消化酶分解後，可
與進入人體的粉塵、有害金屬微粒發生反應，變成難以溶
解的新物質沉澱下來，然後排出體外。

＊紫莧菜

紫莧菜能抗輻射、抗突變、抗氧化，與其含硒有關。
硒是一種重要的微量元素，能增強機體免疫功能，保護人
體健康。常吃含硒豐富的紫莧菜，可提高人體對抗輻射的
能力。

＊蔬菜、水果

多吃新鮮的水果、蔬菜，能攝取大量的維生素 A、
B、C、E。這些富含維生素的食物能減輕電磁波對人體產

生的細微影響，避免神經系統發生紊亂。

＊黑木耳

黑木耳的最大優勢在於可以幫助排出粉塵、纖維素物質，使有害物在體內難以立足。

> **健康小提醒**
>
> 國際上普遍認為飲茶有抗輻射的作用，能減少電腦螢幕 X 射線的輻射危害。茶中富含的茶多酚和脂多糖等成分，可以吸附和捕捉放射性物質並與其結合後排除體外。

138 工作累了，吃點雞肉

雞肉營養豐富，是高蛋白、低脂肪的健康食物，其中氨基酸的組成與人體需要的十分接近，同時它所含有的脂肪酸多為不飽和脂肪酸，極易被人體吸收，並含有多種維生素、鈣、磷、鋅、鐵、鎂等成分。

雞肉中的牛磺酸可以增強人的消化能力，發揮抗氧化和一定的解毒作用，在改善心腦功能、促進兒童智力發育方面，更是有較好的作用。

中醫理論認為，雞肉具有溫中益氣、補精填髓、益五臟、補虛損的功效，可以治療由身體虛弱而引起的乏力、頭暈等症狀。對於男性來說，由腎精不足所導致的小便頻

繁、耳聾、精少精冷等症狀，也可以藉由吃雞肉得到一定
的緩解。

　　由於雞肉具有很強的滋補作用，現代社會中壓力過
大，身心疲憊，常
處於亞健康狀態的
上班族最好多吃一
些，以增強免疫
力，減少患病率。

> **健康小提醒**
>
> 雞肉營養高，脂肪低，但不是所有人都適合吃雞肉進補。雞肉中豐富的蛋白質會加重腎臟負擔，因此有腎病的人應盡量少吃，尤其是尿毒症患者，應該禁食。

139 這些食物能讓你迅速恢復精力

　　人是有可能被累死的，許多疾病也是累出來的。當人
類基本上控制了烈性傳染病之後，因為過度疲勞而導致的
體質下降與疾病就成為現代人的頭號敵人了。

　　據統計顯示，過度勞累的確可以摧殘健康，使生命
早夭。當你工作、生活中感到筋疲力盡時，要注意勞逸結
合，不妨吃一些能讓你迅速恢復精力的食物，或許能給你
精神放鬆、疲勞頓消的感覺。

　　比如花生、杏仁、腰果、核桃等這類乾果小食品對恢
復體能有神奇的功效。因為它們含有豐富的蛋白質、維生

素 B 和維生素 E、鈣、鐵，以及植物性脂肪，它們都參與能量代謝過程，對消除神經系統疲勞，調節內分泌系統的功能有著重要的作用。此外，蛤蜊湯、青椒肉絲、涼拌蔬菜、芝麻、草莓等食物含有豐富的蛋白質及適度的熱量，能保護並強化肝臟，不妨多食一些。

　　礦物質，特別是鹽和鈣的補充也很重要，因為它們能使運動後的人體酸鹼度恢復平衡和滲透壓恢復穩定，緩和肌肉疲勞。此外，還需補充一點鐵質，以加速血紅蛋白的恢復。

> **健康小提醒**
>
> 在身體疲勞困怠、食慾顯著減退情況下，主食可改吃麵條、麥片粥之類食物。食物可添加帶香味的刺激性調料，以增加食慾。要選用易消化的食物。動物性蛋白質可吃雞蛋，香腸，魚等。蔬菜也是理想食物。

140 便當不能成為上班族的正餐

　　一般的上班族，因為工作忙碌、時間分秒必爭，加上外食，因此午餐常常就以市售的便當打發。便當的菜色一般都很豐富，但也常常包含醃漬食物和加工過的食品，而且肉類與蔬菜的比重並不符合身體需求的標準，長期食

用這種市售的便當是無法確保均衡攝取到人體所需的營養的。

從營養學的角度分析，便當同樣屬於不平衡膳食，其熱量、脂肪和蛋白質往往超標，綠葉蔬菜不足。因為，便當出自餐飲公司，是由大鍋烹調製作，其烹調油、鹽及各種調味料往往超過正常攝入標準。

長期不間斷的食用便當會引起肥胖、高血壓、糖尿病和高脂血症。尤其是食用套餐便當時，很多人喜歡把菜和飯攪和在一起食用，這樣更為不科學。因為套餐、盒飯裡的菜都偏油，菜湯裡更是含油較多，把菜汁全部吃掉會使脂肪和熱量的攝入量過高，增加患心血管病的潛在危險。

> **健康小提醒**
>
> 對於上班族來說，每天三餐均在家烹調是不容易做到的，尤其是午餐。如果一定要吃便當，可搭配其他食物改善其營養平衡，如肉餅或包子加上一碗粥、兩種蔬菜製成的小菜；一碗麵條加上雞蛋一個、牛肉數片、青菜一把。此外，最好搭配水果，以便能攝取均衡的維生素。

GOBOOKS
& SITAK
GROUP ©